Regina Rosenfelder

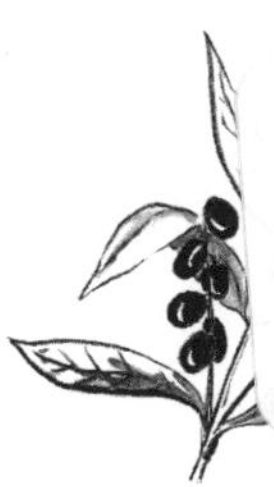

Lebenselixier Olivenöl

Das heilende Geschenk der Götter

WILHELM HEYNE VERLAG
MÜNCHEN

Danke und grazie an alle, die mit geholfen haben, besonders:

Signora Anna Isnardi von der Firma Isnardi/Ardoino
für ihre Geduld und die Zeit, die sie mit mir im Archiv verbrachte.

Frau Dr. med. Carmen-Gitta Andrä und Frau Dr. med. Ulla Schulz
für ihre fachliche Unterstützung beim medizinischen Teil.

Dotoressa Irene Revello für ihre Hilfe beim Übersetzen
der italienischen Fachliteratur.

Umwelthinweis:
Dieses Buch wurde auf chlor- und säurefreiem Papier gedruckt.

5. Auflage

Originalausgabe 8/99

in der Verlagsgruppe Random House GmbH
http://www.heyne.de
Printed in Germany 2004
Lektorat: Gisela Kliemt/lüra
Umschlaggestaltung: Atelier Bachmann & Seidel, Reischach
Umschlagabbildung: Stock Food/München
Innenabbildungen: Seite 1: Andreas Bock/Lavendelfoto, Hamburg
Seite 2: Katy Albrecht, München
Seite 3: Gerhard Höfer/Lavendelfoto, Hamburg
Katy Albrecht, München
Seite 4: Andreas Bock/Lavendelfoto, Hamburg
Gerhard Höfer/Lavendelfoto, Hamburg
Satz: Schaber Satz- und Datentechnik, Wels
Druck und Bindung: RMO-Druck, München

ISBN 3-453-15459-2

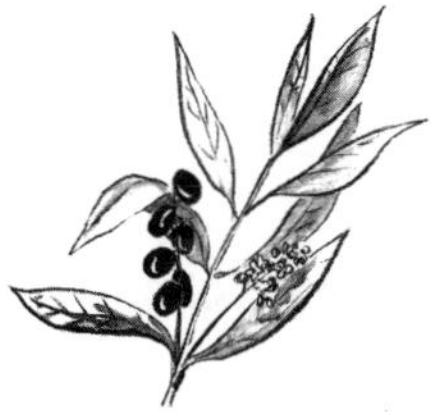

Inhalt

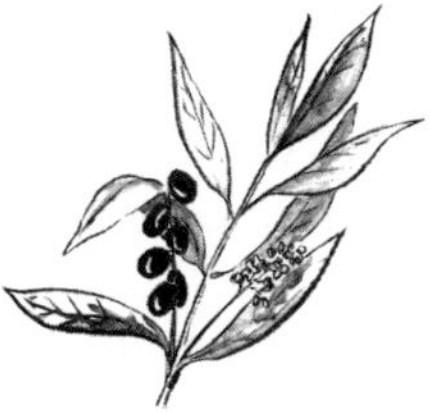

Olivenöl – das Gold des Südens

Als ich vor 15 Jahren zum ersten Mal zur Zeit der Olivenernte an der Italienischen Riviera war, wo mein Mann und ich ein Ferienhaus gekauft hatten, hatte ich ein Schlüsselerlebnis: Mein Nachbar, der alte Franco aus Moltedo, winkte uns in seine Cantina.
»Das neue Öl!« sagte Franco, und seine dunklen Augen in dem wettergegerbten Bauerngesicht funkelten und strahlten.
In einer Ecke des dunklen Natursteingewölbes standen die großen Fässer mit dem frisch gepreßten Olivenöl. Franco nahm einen kleinen Blechnapf, hob den Deckel vom Faß und tauchte das Näpfchen wie eine Schöpfkelle hinein. Er hielt es in die Höhe und ließ das Öl langsam in das Faß zurückfließen – in einem dicken Strahl rann es zähflüssig wie geschmolzenes Gold zurück.
Dann versenkte Franco den Blechnapf noch einmal im Faß und hielt ihn uns dicht unter die Nase. Ein Duft entfaltete sich – zart und frisch. Franco tauchte seinen Zeigefinger in das Öl, hielt ihn unter die Nase, schnupperte daran und leckte das Öl dann wie eine genießerische Katze vom Finger.
»Frisch gepreßtes Olivenöl«, sagte der alte Franco. »Das ist das Beste, was es gibt! Unser Lebenselixier! Probiert mal ...«
Öl hatte damals noch keinen großen Stellenwert bei uns. Wir aßen Butter und Margarine. Öl war etwas, mit dem man braten konnte, und es gehörte natürlich in den Salat, basta. Und am

besten fanden wir ganz neutral schmeckendes Öl. Wir hatten eben keine Ahnung! Ohne große Erwartung, eher ein bißchen angewidert, tauchten wir unsere Finger ebenfalls in den Blechnapf, schnupperten pflichtschuldig und leckten das Öl von unseren Fingern ...
Und es schmeckte! Intensiv, fruchtig, einfach gut. Seitdem sind wir Fans. Olivenöl-Fans.
Kalt gepreßtes Olivenöl spielt in meiner Küche inzwischen die Hauptrolle. Ich gehe damit sehr großzügig um. Und bei jedem Schuß Öl, den ich verwende, habe ich ein gutes Gewissen, weil ich weiß, wie gesund es ist.

Olivenöl schützt Ihre Vitalität und Gesundheit – zu jeder Jahreszeit!

In einer alten italienischen Werbeschrift für medizinisches Olivenöl fand ich ein Zitat, das den Nagel auf den Kopf trifft. Dort wird der regelmäßige Konsum von Olivenöl mit den Worten empfohlen: »Olivenöl ist ein sicherer Schutz der Vitalität und der Gesundheit des Menschen, denn jede Maschine, die perfekt funktionieren soll, will gut geschmiert sein – besonders die menschliche!«
Seit Jahrhunderten ist das Olivenöl wichtig für die Ernährung des Menschen und seine Gesundheit. Hier in Mitteleuropa haben wir das leider viel zu lange unterschätzt. Heute müssen wir die Quittung dafür zahlen: Ernährungsbedingte Krankheiten, allen voran der Herzinfarkt, nehmen immer mehr zu. Mit Olivenöl können wir diesen Krankheiten vorbeugen und sie sogar heilen!
Machen wir uns endlich die wissenschaftlich bestätigten Erkenntnisse moderner Ernährungsexperten und Mediziner zunutze, die längst nachgewiesen haben: Olivenöl ist unschlagbar! Für eine optimale Ernährung und für die Gesundheit gibt es kaum etwas Besseres.
Gerade heute, in einer Zeit großer Umweltbelastungen und vermehrter Zivilisationskrankheiten, ist das Olivenöl natürliches Lebenselixier und natürliche Medizin.
Nutzen wir die Kraft der Natur!

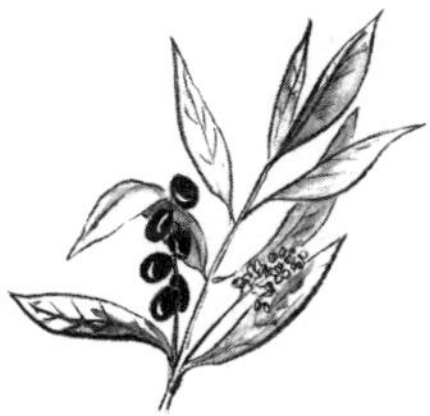

Der heilige Ölbaum

Der Ölbaum scheint ewiges Leben zu haben, denn er erneuert sich immer wieder aus sich selbst. Sägt man den alten, knorrigen Stamm ab, kann man aus einem kleinen, jungen Trieb wieder einen neuen Baum ziehen – aber es ist immer noch derselbe Baum, der aus den gleichen Wurzeln sprießt.

Der Ölbaum ist Gegenstand vieler uralter Sagen und Mythen.

Man nennt den Olivenbaum auch den »Baum der Bäume«, und er ist eng mit der Menschheitsgeschichte verbunden. Um ihn ranken sich Sagen und Legenden; bis heute ist er ein Mythos geblieben. Er gilt als Symbol des Lebens und des Friedens.
In der griechischen Mythologie war es Athene, Tochter des Zeus und Göttin der Weisheit, die beim Wettstreit mit Poseidon um die Herrschaft über Attika siegte – weil sie einen Ölbaum gepflanzt hatte, während Poseidon mit seinem Dreizack lediglich eine Quelle mit Salzwasser aus einem Felsen schlug. Göttervater Zeus urteilte, daß Athenes Leistung den größeren Wert habe. Nach ihr wurde die Hauptstadt Attikas benannt – Athen.

Der Olivenbaum stammt von den Göttern

Weil er als Geschenk der Götter galt, war der Ölbaum für die alten Griechen ein heiliger Baum. Wer ihn fällte, wurde mit dem Tode bestraft. Bei der Geburt eines Sohnes wurde ein Ölzweig an die Haustür gehängt, und die Sieger bei den Olympischen Spielen wurden mit Kränzen aus Olivenzweigen geehrt. Die Siegesprämien waren Amphoren mit Olivenöl!
Bei Homer ist außerdem nachzulesen, wie die Teilnehmer an den Olympischen Spielen auf die Wettkämpfe vorbereitet wurden: Mit Olivenöl – innerlich und äußerlich. Man bereitete ihnen Speisen mit reichlich Olivenöl zu und massierte auch ihre Körper damit. Das Öl bewahrte die Poren vor dem Eindringen von Schmutz und schützte die Haut außerdem vor Kälte und Sonnenbrand.
Auch die Römer verehrten den Ölbaum als heilig, ihnen galt die Göttin Minerva als Hüterin dieses Baumes. In Rom nannte man ihn den »ersten unter allen Bäumen«, und römische Bürger konnten sich vom Militärdienst befreien lassen, wenn sie imstande waren, nachzuweisen, eine bestimmte Zahl von Olivenbäumen gepflanzt zu haben.

Symbol des Lebens: das Öl

Bei den Ägyptern war es die Göttin Isis, die den Menschen den Olivenbaum gebracht haben soll, und in Israel wurden die Könige mit dem heiligen Öl gesalbt.
Das Alte Testament berichtet von Noah, der eine Taube ausschickt, um festzustellen, ob die Sintflut vorüber ist – mit einem Ölzweig im Schnabel kehrt sie zurück: Symbol des Lebens. Im Neuen Testament gießt der barmherzige Samariter Öl auf die Wunden eines Verletzten, und Jesus verbringt die Stunden vor der Kreuzigung am Ölberg.

Öl hat auch in der Gegenwart noch eine große symbolische Bedeutung!

Bis heute spielt geweihtes Öl in der katholischen Kirche eine wichtige Rolle: bei der Taufe, bei der Firmung und bei der Krankensalbung, früher »die Letzte Ölung« genannt. Bei der Priesterweihe werden die Hände des Kandidaten mit Öl gesalbt, und auch bei der Bischofsweihe ist die Salbung mit Öl eines der Weihezeichen. In vielen Kulturen und Religionen gilt das Olivenöl als Symbol für den Gottesgeist. Priester und Propheten, Märtyrer und Könige wurden mit dem heiligen Öl gesalbt. Bis in unsere Tage gilt dieser Brauch: Auch Elisabeth II. wurde mit geweihtem Öl zur Königin von England gesalbt.

Ernährung, Gesundheit und Schönheit im Altertum

Im Altertum war das Olivenöl allgegenwärtig: Es brannte in den Lampen und in den Opferschalen, man benutzte es in der Küche und in der Medizin, und bei religiösen Riten und Zeremonien hatte es kultische Bedeutung.
Ägypter, Griechen und Römer schätzten das Olivenöl als wertvolles Nahrungsmittel. In Ägypten wurde bei Festen fürs einfache Volk Ziegen- und Schaffleisch in Olivenöl gebraten. Die Küche des antiken Griechenland verwendete es für Gemüse- und Fleischgerichte ebenso wie für Gebäck und Süßspeisen. Im alten Rom kamen Oliven und Olivenöl täglich auf den Tisch, und zwar bei arm und reich.
Auch im Altertum nutzte man schon intensiv die heilende Kraft des Olivenbaumes und seiner Bestandteile, etwa der Blätter bei Entzündungen. Man machte aus der Rinde Tinkturen und verwendete Oliven als Mittel gegen Magen- und Milzerkrankungen. Die Griechen priesen Olivenöl als Heilmittel gegen Bauchkrämpfe und Zahnfleischbluten, sie bekämpften damit Muskelkater und benutz-

ten es mit anderen Duftstoffen als Badezusätze und Schönheitsmittel. Die Ägypter rieben sich von Kopf bis Fuß mit Olivenöl ein und pflegten damit außerdem ihre Haare.

Uralt werden mit Olivenöl

Ganz besondere Kräfte schreibt der römische Naturforscher Plinius dem Olivenöl zu: »Zwei Flüssigkeiten sind es, die dem menschlichen Körper angenehm sind, innerlich der Wein und äußerlich das Olivenöl, aber das Öl ist das Notwendigere.« Auch der griechische Philosoph Demokrit berichtete, daß man hundert Jahre alt werde, wenn man »innerlich Honig und äußerlich Öl« anwende.

Meine ligurischen Nachbarn sagen heute noch voller Überzeugung: Wer täglich ein Glas kalt gepreßtes Olivenöl trinkt, wird uralt!

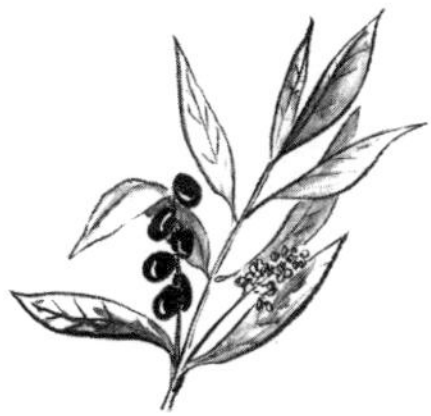

Kalt gepreßt und heiß geliebt

»Der Großvater pflanzt den Olivenbaum für seinen Enkel«, sagte man früher in Italien. Denn der immergrüne Ölbaum, der mehr als tausend Jahre alt werden kann, trägt erst fünf Jahre nach dem Pflanzen die ersten Früchte; üppige Ernten kann man erst nach etwa 25 Jahren erwarten.
Er ist ein anspruchsloser Baum, denn er gedeiht auch auf kargem Boden und kommt im Sommer mit wenig Wasser aus, da er bis zu sechs Meter tiefe Wurzeln hat, die sich tief unter der Erde mit dem notwendigen kostbaren Naß versorgen. Doch muß er gepflegt und regelmäßig – nämlich alle fünf Jahre – beschnitten werden, sonst verkümmert er.

Wie der wilde Ölbaum zahm wurde

Bevor sich die Menschen seiner annahmen, war er ein wilder Baum, klein, dornig und mit Früchten, die nur einen geringen Ölgehalt hatten. Seine Heimat war der östliche Rand des Mittelmeers, und vor rund 6000 Jahren wurde er von Syrern und Palästinensern kultiviert.

Einmal zur Kulturpflanze geworden, war der Siegeszug des Olivenbaumes nicht mehr aufzuhalten.

Seit mindestens 2500 v. Chr. betrieb Kreta den Olivenanbau, und die Insel wurde mit Olivenöl und Olivenholz reich. Griechische und phönizische Seefahrer brachten den Ölbaum an die Italienische Riviera und nach Spanien.

Heute wächst der Olivenbaum auch in den USA, in Südamerika, Australien, Japan und China. Aber die klassischen Anbaugebiete sind nach wie vor die Mittelmeerländer. Dort stehen 80 Prozent der weltweit insgesamt 800 Millionen Ölbäume. Die größten Olivenölproduzenten sind Italien und Spanien, gefolgt von Griechenland. Rund 70 Prozent der Welternte stammen aus diesen drei Ländern.
Das ist nicht weiter verwunderlich, verfügen doch diese klassischen Olivenländer über zwei wichtige Voraussetzungen:

- Ein ideales Klima, gemäßigt, aber mit viel Sonne und geringen Temperaturschwankungen. Wenige Grad unter Null können Ölbäume noch aushalten, aber nur ein paar Tage lang.
- Jahrtausendealte Erfahrung im Umgang mit Olivenöl.

Außerdem gibt es in diesen Ländern oft bergige Landstriche, nicht weit vom Meer, deren Hänge gegen kalte Nordwinde geschützt sind und an denen die qualitativ besten Oliven wachsen: Denn der Wechsel zwischen heißen Tagen und vergleichsweise kühlen Nächten verstärkt das Aroma der Früchte.

Olivenernte ist Knochenarbeit

Diese Lage hat allerdings auch ihre Schattenseiten: Die ohnehin mühselige Ernte, zum größten Teil auch heute noch reine Handarbeit, wird auf den oft schmalen Terrassen der steilen Hänge zur echten Kletter- und Knochenarbeit. Sie macht den Olivenanbau zeitaufwendig und kostenintensiv. Bis zu 80 Prozent der Kosten entstehen bei der Ernte und Baumpflege. Verstehen Sie jetzt, warum Olivenöl nicht billig sein kann?

Olivenanbau ist harte Arbeit und dadurch kostspielig.

Die Olive ist eine äußerst empfindliche Frucht, die nicht verletzt werden darf, da sonst die Qualität des Öls leidet. Die Früchte werden mit der Hand gepflückt (für die allerfeinste Sorte) und mit Stöcken von den Bäumen geschlagen. Sie fallen in feinmaschige Nylonnetze, die unter den Bäumen aufgespannt sind und aus denen die Oliven per Hand eingesammelt werden.
Wer die romantischen, silbrig glänzenden Olivenhaine Liguriens mit den ausgespannten Netzen auf den Naturstein-Terrassen näher betrachtet, die zur Zeit der Olivenernte zwischen November und März wie in ein Spinnennetz eingewoben scheinen, der kann sich vorstellen, welch harte Arbeit die Olivenernte hier ist. Bücken, Steigen, Klettern ... Alles zu Fuß und alles mit den Händen!

Empfindlich wie eine Mimose

Andernorts, in flachen Ebenen und wenn die Bäume ebenmäßig gewachsen sind, können große Kämme durch die Baumkronen gezogen oder gar Rüttelmaschinen eingesetzt werden. Aber auch hier werden die Früchte meist in Netzen aufgefangen, denn ein zu langer Bodenkontakt mindert die Qualität. Oliven sind eben fast so empfindlich wie Mimosen.
Die Qualität der Früchte ist das A und O beim kalt gepreßten Olivenöl. So gilt als Grundregel: Zwischen Ernte und Pressung dürfen höchstens zwei bis vier Tage vergehen. Je weniger Zeit dazwischen liegt, je schneller also die geernteten Oliven in die Mühle kommen, desto besser! Denn die Qualität beginnt sich bereits nach 24 Stunden zu verschlechtern.
Ich habe in meinem ligurischen Dorf beobachtet, daß die Bauern, unbeeinflußt von wissenschaftlichen Erkenntnissen, sich genau an diese Regel halten: Fast alle bringen ihre Ernte unverzüglich zum »Frantoio«, der Ölmühle, wo die Oliven sofort verarbeitet werden.

So wird Olivenöl kalt gepreßt

Es ist schon erstaunlich: Das System der kalten Pressung, das schon die alten Griechen und Römer kannten, wird im Prinzip heute noch angewandt.

Olivenöl wird heute noch nach der gleichen bewährten Methode gepreßt wie vor Tausenden von Jahren!

Rein mechanisch preßt man das Olivenöl, ohne Zusatz von Hitze oder gar Chemie. Dadurch bleibt das kalt gepreßte Öl ein reines Naturprodukt, unverändert in seinen wertvollen Bestandteilen.
Und so geht's:

- Die geernteten Oliven werden in der Ölmühle zunächst von Blättern und Zweigresten gereinigt und gründlich mit klarem Wasser gewaschen. Dadurch werden sie nicht nur von Schmutz, sondern auch von eventuellen Rückständen befreit, etwa wenn sie gegen Schädlinge gespritzt worden sind.
- Tonnenschwere Mühlsteine aus Kalkstein laufen über einen riesigen Mahlstein aus Granit und zermalmen die Oliven samt Kernen zu einem Brei. Ein Mahldurchgang dauert 40 bis 60 Minuten; eine möglichst geringe Geschwindigkeit erhöht die Qualität. Früher wurden die Mühlsteine von Eseln oder Mulis gezogen oder – wenn die Mühle an einem Fluß lag – durch Wasserkraft angetrieben. Heute hat diese Aufgabe ein Motor übernommen.
- Der Brei wird in runde Matten gefüllt, von denen bis zu 30 Stück übereinander gestapelt werden. Die Matten – eigentlich handelt es sich ja eher um flache »Taschen«, da sie eine Öffnung haben, in die der Brei eingefüllt wird – sind aus Bast oder aus Kunststoff und werden heute aus hygienischen Gründen nur noch für jeweils eine Ernte verwendet.
- Bevor dieser Mattenberg in die Presse kommt, läuft durch den Eigendruck schon das erste Öl herunter: Das ist die allerfeinste Qualität, die auch entsprechend teurer verkauft wird.

- Nun findet die eigentliche Pressung statt: In einer Schneckenpresse, die früher von starken Männern per Hand bedient wurde, heute aber hydraulisch arbeitet, wird so viel Druck auf den Olivenbrei ausgeübt, daß das Öl herausläuft.
- Doch das ist noch immer nicht das richtige Öl, sondern erst eine Emulsion von Öl und oliveneigenem Fruchtwasser. In einer Zentrifuge wird jetzt das Öl vom Wasser getrennt. Bevor man Zentrifugen hatte, wurde es nach dem Pressen in Eimer gefüllt und nach einer Ruhezeit, in der sich das leichtere Öl vom Fruchtwasser trennte und an der Oberfläche absetzte, mit speziellen Kellen abgeschöpft.

Das Olivenöl ist fertig. Sie sehen: In keiner Phase des Herstellungsprozesses wird dem Öl irgend etwas beigefügt. Es wird nur kalt gepreßt, weder Olivenbrei noch Öl werden erhitzt. So bleiben alle wertvollen Fettsäuren und Vitamine vollständig erhalten, denn sie sind es, die den Wert dieses kostbaren Naturproduktes ausmachen.

Die neuen Preßmethoden

Inzwischen sind auch andere Methoden der Pressung üblich, die vor allem von größeren Betrieben und Ölfirmen angewandt werden: Das »Endlos-Schneckensystem« bedient sich kräftiger Zentrifugen, und bei schneller Drehung trennen sich Öl, Fruchtwasser und Kern. Bei einer weiteren Methode, der »surface tension«, wird das Öl gewonnen, indem man sich das unterschiedliche spezifische Gewicht von Öl und Wasser zunutze macht: Edelstahl-Lamellen tauchen in den Olivenbrei ein und entnehmen nach und nach das Öl, während das Fruchtwasser zurückbleibt.

Es gibt auch moderne, automatisierte Methoden des Kaltpressens.

Ein kleiner Test, den Sie selbst machen können, verdeutlicht Ihnen das System: Mischen Sie in einem Glas Wasser mit Olivenöl. Dann tauchen Sie eine Gabel in das Öl-Wasser-Gemisch, um es auf einen kleinen Teller zu »schöpfen«. Sie werden sehen: Die Gabel transportiert nur das Öl und trennt es so vom Wasser.
Diese modernen Anlagen in den Ölmühlen arbeiten rationeller, sind aber in der Anschaffung viel teurer, so daß sie sich für kleinere Betriebe nicht lohnen. Das wichtigste aber ist: Auch bei diesen modernen Methoden wird zu keinem Zeitpunkt Hitze zugeführt. Es bleibt eine kalte Pressung.
So existieren in der Praxis weiter die antiken, bewährten Preßsysteme, wie ich sie oben beschrieben habe, neben den modernen Anlagen. Auch der Ölexperte einer großen Ölfirma in Ligurien bestätigte mir: Das alte System ist hervorragend, und nichts ist daran auszusetzen. Kleine Ölmühlen werden auch in Zukunft immer danach arbeiten. Es gibt auch größere Ölfirmen, die aus Überzeugung auf das traditionelle System setzen und damit werben, daß ihr Öl nach alter Väter Sitte gemacht wird. Wie auch immer: Wichtig ist nur, daß es sich um kalt gepreßtes Öl handelt. Darauf müssen Sie beim Kauf achten.

Muß Olivenöl gefiltert werden?

Es ist unbedeutend, ob das Öl gefiltert wurde. Denn beim Filtern wird es nur von trüben Fruchtfleisch-Rückständen gereinigt, das Öl bleibt aber in seiner Qualität unangetastet. Trotzdem raten viele Experten vom Filtern ab: Die schöne natürliche Farbe des Öl schwindet dahin, und auch der Geschmack leidet darunter. Und Geschmack und Farbe sind es doch – neben der gesundheitsfördernden Wirkung – vor allem, die ein gutes Olivenöl ausmachen! So sind auch die guten Öle großer italienischer Firmen nicht gefiltert, eben um Farbe und Geschmack zu erhalten. »Das Olivenöl soll so natürlich bleiben, wie es aus der Mühle kommt«, sagt der Ölexperte einer traditionsreichen italienischen Firma.

Ein Erlebnis: Der Besuch in der Ölmühle

Wenn Sie irgendwann einmal zur Zeit der Olivenernte zwischen November und März am Mittelmeer Urlaub machen, besuchen Sie doch mal eine Ölmühle! Bei kleineren darf man meist sofort hinein und zuschauen. Größere Firmen haben oft feste Besichtigungstermine. Sie bieten Betriebsführungen unter fachkundiger Leitung an.
In jedem Fall ist das Zuschauen hochinteressant, und ich bin sicher, Ihnen werden die Augen aufgehen: Es ist ein Erlebnis, zuzusehen, wie das kalt gepreßte Olivenöl entsteht – und sich selbst zu vergewissern, daß es keinerlei äußeren Einflüssen von Hitze oder Chemie unterliegt.

Die europäischen Qualitätsmerkmale

Wenn Sie kalt gepreßtes Olivenöl kaufen, sollten Sie genau aufs Etikett schauen! Denn das verrät Ihnen alles, was Sie wissen müssen, um sicher zu sein, daß Sie das richtige Öl kaufen. Die Bestimmungen der EU sind streng und präzise.

Das Etikett der Ölflasche gibt Ihnen alle wichtigen Informationen!

Kalt gepreßtes Olivenöl, das aus anderen EU-Ländern nach Deutschland importiert wird, muß auf dem Flaschenetikett folgendes Gütezeichen aufweisen:

- Natives Olivenöl extra
  Das beste Öl. Es ist kalt gepreßt, einwandfrei in Geschmack, Geruch und Farbe und hat einen Ölsäuregehalt von maximal 1 Gramm je 100 Gramm Öl.
- Natives Olivenöl
  Auch dieses Öl ist kalt gepreßt und entspricht in Geschmack, Geruch und Farbe den Anforderungen, darf aber einen Ölsäu-

regehalt von maximal 2 Gramm je 100 Gramm Öl haben (dazu später mehr).

Wichtig: Nur native Öle – das Wort »nativ« stammt aus dem Lateinischen und bedeutet »natürlich« – sind kalt gepreßt. Darum ist es unerläßlich, auf diese Kennzeichnungen zu achten.
Möglich ist auch, daß auf dem Etikett die Bezeichnung für kalt gepreßtes Olivenöl in der Landessprache steht und auf der Rückseite auf einem kleineren Etikett die für Deutschland vorgeschriebene Angabe »natives Olivenöl extra«.
Steht auf dem Etikett nur »Olivenöl«, so klingt das zwar auch ganz schön, es handelt sich aber nach den Bestimmungen der EU tatsächlich um einen Verschnitt von raffiniertem und kalt gepreßtem Öl. Raffiniertes Öl aber ist immer künstlich behandelt worden, Hitze und chemische Zusätze sind zum Raffinieren erforderlich. Da raffiniertes Öl vollkommen geruchs- und geschmacklos ist, fügt man ihm hinterher noch kalt gepreßtes Öl zu, um ihm wieder seinen typischen Olivenöl-Geschmack zu geben. Das müssen Sie wissen, denn nur native Olivenöle sind kalt gepreßte Öle. Und um die geht es hier!

Was ist Ölsäure?

Ich will Ihnen die Bedeutung dieser Säure für Qualität und Geschmack des Olivenöls kurz erklären, damit Sie verstehen, warum die Begrenzung des Ölsäuregehaltes für die heilende Wirkung des Öls eine so große Rolle spielt.

- Olivenöl enthält einen hohen Anteil an ungesättigten Fettsäuren, die für die Gesundheit äußerst wertvoll sind. Diese ungesättigten Fettsäuren sind sehr empfindlich gegen Licht, Luft und Wärme: Sie zersetzen sich leicht zu freien Fettsäuren (angegeben als Ölsäure). Von Natur aus enthält Olivenöl nämlich nur eine sehr geringe Menge freier Fettsäuren.
- Das bedeutet: Die Ölsäure ist verantwortlich für Zersetzung und demzufolge Qualitätsminderung des Öls.

Es hängt also nicht nur von der Qualität der Oliven, sondern auch von Ernte und Lagerung ab, wie schnell sich die »freien Fettsäuren« bilden. Je länger die geernteten Oliven gelagert werden, um so höher wird der Säuregehalt.

Die besten Olivenölsorten haben nur einen geringen Anteil an Ölsäure.

Auf einen Nenner gebracht: Je sorgfältiger die Früchte vor der Pressung behandelt werden, und je schneller sie nach der Ernte in die Mühle gelangen, um so hochwertiger ist das Öl, da sich nur minimal freie Fettsäuren bilden.
Hochwertige italienische Olivenöle erreichen oft längst nicht den erlaubten Höchstwert von 1 Milligramm Ölsäure auf 100 Gramm Öl, sondern bleiben meist weit darunter. Das ist einer der Gründe für die außergewöhnliche Qualität des italienischen Olivenöls und seinen guten Ruf überall auf der Welt.

Olivenöl im Urlaubsland kaufen

Wollen Sie kalt gepreßtes Olivenöl zum Beispiel während Ihres Urlaubs im Erzeugerland direkt kaufen, achten Sie auf das Etikett, damit Sie sicher sein können, daß es sich um kalt gepreßtes Öl handelt. Natives Olivenöl extra, bzw. in Klammern dahinter Natives Olivenöl, heißt:

- in Italien: Olio extra vergine (Olio vergine)
- in Spanien: Aceite de oliva virgen extra (Aceite de oliva virgen)
- in Frankreich: Huile d'olive vierge extra (Huile d'olive vierge)
- in Griechenland: Extra virgin olive oil (Virgin olive oil)
- in Portugal: Azeite virgem extra (Azeite virgem).

Öl direkt vom Bauern?

Sie haben keine Labors, kein eigens angestellter Chemiker prüft, ob die Normen eingehalten werden, und ihre Flaschen haben keine Etiketten: die Bauern und kleinen Ölmühlen, die das Olivenöl offen aus dem Faß direkt an den Kunden verkaufen. Aber sie machen ihr Öl so, wie es einst ihre Großväter und Urgroßväter herstellten, seit Jahrhunderten in derselben Art und Weise. Sie wissen, worauf es ankommt und wie man ein gutes Öl zu behandeln hat, und sie gehen sorgsam und respektvoll mit ihm um.
Hier ist der Kauf Vertrauenssache. Aber wir und alle unsere Freunde haben immer nur die besten Erfahrungen gemacht. Denn die Olivenbauern leben ja vom guten Ruf ihres Öls. Es ist ihr Gold, und so behandeln sie es auch. Mundpropaganda ist hier die beste Empfehlung! Fragen Sie bei Nachbarn, Freunden, in kleinen Läden, im Hotel oder im Restaurant an Ihrem Urlaubsort nach, wo Sie gutes Öl bekommen!

Reise-Tip
Wenn Sie mal Urlaub in Ligurien an der Italienischen Riviera machen, besuchen Sie unbedingt das Olivenöl-Museum der »Fratelli Carli« in Imperia-Oneglia. Hier finden Sie die Geschichte des Olivenöls auch anhand von interessanten historischen Funden dokumentiert – beeindruckend, informativ und unterhaltsam. Ein vergleichbares Öl-Museum gibt es nur noch ein einziges Mal auf der ganzen Welt, und zwar in Jerusalem.

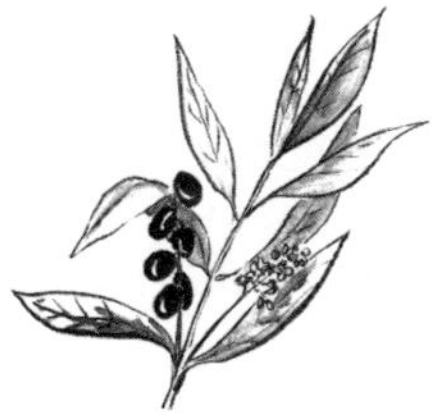

Die richtige Olive finden – eine Frage des Geschmacks

Weltweit gibt es rund 100 Baumsorten. Je nach Land und Klima blühen Olivenbäume zwischen Anfang April und Anfang Juni. Die unterschiedlichen Früchte, das Anbaugebiet und der Zeitpunkt der Ernte entscheiden über Geschmack, Aussehen und Gehalt des Öls.

Die Farbe der Oliven

Die Olive ist eine Steinfrucht, die aus Schale, ölhaltigem, fleischigem Teil und einem Kern mit Samen besteht. Alle Oliven sind grün, wenn sie zu reifen beginnen. Erst später werden sie allmählich dunkler – von Grün-braun über Blau-schwarz bis Schwarzviolett, je nach Sorte. Manche sind groß und dick, andere – wie zum Beispiel die ligurische Olive – eher klein und unscheinbar. Die Größe sagt jedoch nichts über den Ölgehalt aus – kleine Oliven können durchaus einen hohen Ölgehalt haben.

Unterschiedliche Reifegrade der Oliven ergeben verschiedene Geschmacksrichtungen beim Öl.

Oliven, die der Ölherstellung dienen sollen, läßt man immer reif werden, wobei unterschiedliche Reifegrade Öle verschiedener

Geschmacksrichtungen ergeben. Öl, das aus grünen Oliven gewonnen wird, duftet und schmeckt sehr intensiv und fruchtig, während Öl aus vollreifen, schwarzen Oliven milder und ausgewogener ist, fast von einer feinen Süße. Da grüne Oliven nicht so ergiebig sind wie vollreife, ist das junge, frische Öl aus diesen Früchten immer etwas teurer.
Als Speiseoliven werden häufig grüne Früchte verwendet. Die großen, grünen spanischen Tafeloliven werden beispielsweise nicht zu Öl verarbeitet, sondern nur zum Einlegen verwendet.

Nase und Zunge sind die Juroren

Olivenöl, das frisch aus der Mühle kommt, ist nie klar, sondern stets trüb. Seine Farbe ist ein helles, zartes Grün. Erst später wird es klarer und bekommt seine typische goldgelbe Farbe.
Professionelle Öl-Prüfer erzeugen beim Testen ein mehr oder weniger schmatzendes Geräusch, weil sie das Öl im Mund »zerstäuben«, damit es seinen Geschmack am besten entfaltet. In Olivengegenden gibt es sogar spezielle Kurse für Öl-Prüfer, in denen den Teilnehmern von Profis beigebracht wird, wie man richtig Öl probiert, worauf es dabei ankommt und wie man die verschiedenen Geschmacksrichtungen erkennt und klassifiziert – eine Kunst für sich! Hobby-Tester prüfen den Geschmack am besten so, wie es viele Bauern tun: Etwas Öl auf die Hand träufeln und verreiben oder auf einem Stückchen trockenem Brot oder einer warmen Kartoffel probieren.
Denn die Nase und die Zunge spüren, welche Qualität das Öl hat. Ob es bitter und kratzig schmeckt oder ob es fruchtig, sauber und würzig ist. Frisches Öl hat niemals einen unangenehmen Geruch oder Geschmack.

Wie muß ein gutes Öl schmecken?

Manche Olivenöle sind kräftig im Geschmack, es gibt herb-bittere Noten darunter oder Öle, die einen Hauch von Mandel- oder Pfirsichgeschmack haben. Spanisches Olivenöl aus der Gegend um Toledo im Landesinneren ist goldgelb und zeichnet sich durch eine feine Säure aus, während Öl aus der Gegend um Malaga in den küstennahen Regionen als besonders mild gilt.

Regionale Unterschiede – alles eine Frage des Geschmacks!

Allein die italienischen Öle haben eine riesige Bandbreite an Geschmacksunterschieden – je nachdem, ob sie beispielsweise aus dem Norden oder dem Süden des Landes stammen. Und selbst innerhalb einer Region gibt es noch Unterschiede!
Bei toskanischem Olivenöl – wie das ligurische Öl übrigens berühmt für Reinheit und exzellenten Geschmack – liegen Welten zwischen den kräftigen Ölen aus der Maremma und den leichten, feinen aus der Gegend um Lucca. Olivenöl aus Umbrien ist grüngolden und dickflüssig, Öl aus Kalabrien dünnflüssiger und kräftig gelb.
Feinschmecker schätzen das Olivenöl aus Ligurien besonders, weil es duftig und zart ist, weich und fruchtig und besonders aromatisch. Es stammt von der Taggiasca-Olive, die schon im 11. Jahrhundert von Benediktinermönchen gezüchtet worden ist. Der französische Meisterkoch Alain Ducasse, weltweit einer der Besten seines Fachs, verwendet in seinen Michelin-ausgezeichneten Restaurants in Paris und Monte Carlo nur ligurisches Olivenöl, das er aus einer renommierten Ölmühle in Arma di Taggia bezieht.
Auch eingelegte ligurische Tafeloliven gelten als besonders delikat – sie sind klein, aber sehr geschmackvoll und mild. Mehr als einmal habe ich die Erfahrung gemacht, daß Freunde, die angeblich keine Oliven mochten, eine ganze Schale leer aßen, wenn sie sie erst einmal probiert hatten. In Deutschland sind die ligurischen Tafeloliven leider schwer zu bekommen (vermutlich essen die Italiener sie alle selbst ...), höchstens in gehobenen Feinkostgeschäften. Ein Tip: Bringen Sie sich welche aus dem Urlaub mit, oder bitten Sie Freunde darum.

Ein gutes Öl ist wie guter Wein

Welches Öl Sie wählen, hängt ganz von Ihrem persönlichen Geschmack ab. Es ist wie beim Wein: Einer liebt ihn trocken, der andere schwärmt für etwas Liebliches. Probieren Sie einfach aus, welches Öl Ihnen am besten mundet. Die echten Gourmets machen es ja auch so.
Einer der prominentesten Köche Italiens, Daniele Sobrero aus dem Trüffelstädtchen Alba im Piemont, der beim Papstbesuch in Turin das Menü für den Heiligen Vater kochte, benutzt am liebsten Olivenöl aus Ligurien und aus Umbrien. »Das Olivenöl ist das wichtigste Nahrungsmittel«, sagt er, »ohne Öl kann ich nicht leben, denn es ist für mich auch eine Medizin!«

Olivenöl aus Italien – nicht immer »italienisch«

In Deutschland stammen über 80 Prozent aller Olivenöl-Importe aus Italien; rund elf Prozent kommen aus Spanien, drei Prozent aus Griechenland und je ein Prozent aus Frankreich und Portugal.

Italienisches Olivenöl gilt generell als besonders hochwertig und ist deshalb bei uns auch so beliebt.

Aber aufgepaßt: Nicht jedes Öl, das aus Italien eingeführt wird, stammt von italienischen Oliven und ist in Italien gepreßt.
Große Mengen Olivenöl werden aus anderen Mittelmeerländern nach Italien eingeführt und dort lediglich abgefüllt. Das heißt nicht, daß diese Öle minderwertig sind – sie müssen in jedem Fall die Bedingungen der EU-Richtlinien erfüllen, und die Kontrollen sind streng.

Das Etikett verrät die Wahrheit

Wenn Sie sicher sein wollen, daß es sich um Olivenöl aus italienischen Olivenhainen und italienischen Mühlen handelt, verrät Ihnen das Etikett die Wahrheit:

- produziert und abgefüllt *in XY* bedeutet:
  Die Oliven für dieses Öl sind in *XY* gewachsen und geerntet worden, das Öl wurde in *XY* gepreßt.
- produziert und abgefüllt *für ABC* bedeutet:
  Dieses Öl kann auch aus einem anderen Land stammen als aus dem, in dem es abgefüllt wurde.

Wie auch immer: Auf dem Etikett muß »natives Olivenöl extra« oder »natives Olivenöl« stehen. So sind Sie sicher, daß es sich um kalt gepreßtes Öl handelt.
Für Olivenöl-Fans ist es natürlich keineswegs nebensächlich, woher ihr Öl stammt, wie es geerntet wurde und wie es duftet und schmeckt. Ein Öl kann durchaus die EU-Normen erfüllen und Ihnen trotzdem nicht schmecken. Werden Sie Ihr eigener Experte, trauen Sie Ihren eigenen Sinnen – was obige Kriterien erfüllt und Ihnen schmeckt, ist gut!

Was kostet kalt gepreßtes Olivenöl?

Wenn Sie nicht wissen, wohin mit dem Geld, können Sie in Amerika für eine Flasche Olivenöl 90 Dollar bezahlen. Angeblich stammt es von Bäumen, die noch Columbus gepflanzt hat. Sollten Sie freilich nur Wert auf höchste Qualität legen, geht's auch erheblich billiger.
Viele fragen sich zu Recht: Warum sind die Preisunterschiede so enorm? Wie ist es möglich, daß in Italien beispielsweise eine Flasche Öl soviel wie eine Flasche Wein kostet, während man in Deutschland für den Preis desselben Öls auch eine Flasche Champagner kaufen könnte?

Die höheren Preise bei uns in Deutschland hängen sicher nicht nur mit den Exportkosten zusammen. Durch das gestiegene Gesundheitsbewußtsein hat sich ein Kundenkreis entwickelt, der bereit ist, für hochwertige Lebensmittel mehr Geld auszugeben. Darauf geht der Einzelhandel ein mit Produkten, die sowohl durch ihre Qualität wie auch durch ein besonderes Design diese Konsumenten gezielt ansprechen.

Kaufen Sie Olivenöl im Erzeugerland, dort ist es erheblich preiswerter!

Eins steht fest: Im Erzeugerland gibt es vergleichbares, hochwertiges Olivenöl allemal billiger. Der Einkauf im Olivenland selbst lohnt sich also auf jeden Fall!

Was ist von billigem Olivenöl zu halten?

Immer wieder tauchen in Supermärkten Sonderangebote auf, häufig aus Italien. Schauen Sie genau aufs Etikett, ehe Sie ein Öl aus dem Angebot kaufen. »Natives Olivenöl extra« und »natives Olivenöl« sind, wie Sie bereits wissen, garantiert kalt gepreßte Öle. Und ansonsten prüfen Sie, wo das Öl produziert wurde.
Nicht auszuschließen ist, daß es sich bei preiswertem Öl in Supermarktketten um Lockangebote handelt: Das Produkt wird bei nur geringem Verdienst an den Kunden weitergegeben, aber der Verlust wird bei anderen Produkten durch ungeplante Spontankäufe des Kunden wieder ausgeglichen. Für Sie als Käufer bedeutet das: Es muß sich bei preiswertem Olivenöl nicht immer um ein Billigprodukt handeln, es kann ein ganz normales, gutes Öl sein.

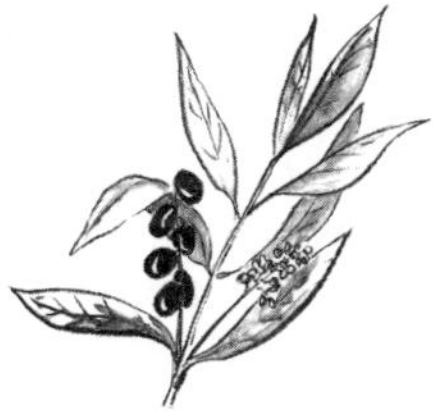

Die Bedeutung des Öls in der heutigen Ernährung

Gesund leben will heute jeder. Dazu gehört in erster Linie und als Grundvoraussetzung eine gesunde, ausgewogene Ernährung. Die Natur bietet uns alles, was wir dazu brauchen – wir müssen es nur nutzen.
Wir in Mitteleuropa haben vieles verlernt, was die Menschen im Süden noch wissen und in ihren Alltag einbeziehen. Die Bewohner der Länder rund ums Mittelmeer haben uns zwar ein Geschenk der Natur voraus – bedingt durch die warme Sonne und das milde Klima wächst in ihrer Heimat der Ölbaum. Doch auch wir können davon profitieren – denn aus seinen Früchten wird das wertvolle Olivenöl gemacht, das für unsere Ernährung und unsere Gesundheit so große, oft noch immer verkannte Bedeutung hat.

Wenn bei einer italienischen Familie die Pasta auf den Tisch kommt, gibt jeder auf seine Spaghetti noch einen kleinen Schuß frisches Öl; ebenso auf den gekochten Spinat oder den Mangold, auf grüne Bohnen und Blumenkohl, Fenchel und Brokkoli. Einfach auf jede Art von Gemüse.
»Für den Geschmack und für die Gesundheit«, sagen die Italiener.

Erwiesenermaßen verstärkt Olivenöl noch den Eigengeschmack jeder Speise.

Und weil das Öl seine vielgepriesenen, einmaligen Kräfte am besten im rohen Zustand entfalten kann, gibt man eben auf gekochte Speisen noch einen Schuß frisches Öl. Dieses Wissen, das ursprünglich »aus dem Bauch« kommt und lediglich durch Erfahrungswerte gestützt ist, wird voller Überzeugung von Generation zu Generation weitergegeben.
Es ist das Öl, das uns gesund erhält, sagen die Italiener und nehmen damit die Erkenntnisse der modernen Ernährungswissenschaft vorweg. »Aceto come un avaro, sale come un saggio, olio come un pazzo«, lautet ein italienisches Sprichwort. Man nehme Essig wie ein Geizhals, Salz wie ein Weiser und Öl wie ein Verrückter! Klarer kann man kaum ausdrücken, welche Bedeutung das Olivenöl für den Menschen hat.

Ein echter Jungbrunnen aus der Natur

Eines jedenfalls ist auffällig: Die Menschen in unserer italienischen Wahlheimat wirken meist selbst im hohen Alter noch ungewöhnlich rüstig. Wie die Gemsen klettern sie mit 70 oder 80 noch die steilen Maultierpfade in den Bergen hinauf, erklimmen die hohen Schiefertreppen in ihren mittelalterlichen Häusern, die fast immer zwei- und dreigeschossig sind.
Fragen wir nach ihrem Geheimnis, antworten sie mit einem verschmitzten Lächeln – wie etwa die alte Giuseppina, die täglich zu Fuß drei Kilometer den Berg hinaufsteigt zu ihrem Garten, den sie mit 84 immer noch selbst bestellt. »Das Öl ist unser Jungbrunnen«, sagt sie, »ein Geschenk der Natur!«
Was die rüstige Giuseppina aus der jahrhundertealten Erfahrung ihres Volkes im Umgang mit Olivenöl weiß, ist längst von der Wissenschaft bestätigt worden: Der regelmäßige Gebrauch von kalt gepreßtem Olivenöl erhöht die Lebenerwartung.

Schon vor über 30 Jahren ergaben Untersuchungen des amerikanischen Ernährungswissenschaftlers Dr. Ancel Keys, daß die Menschen in Deutschland, Skandinavien und den USA stark infarktgefährdet sind. In den Mittelmeerländern dagegen ist das Risiko, einen Herzinfarkt zu bekommen, sehr gering. Der Grund dafür ist so simpel wie verblüffend: In den südlichen Ländern benutzt man anstelle tierischer Fette – Olivenöl!
Griechenland beispielsweise, das Land mit dem höchsten Pro-Kopf-Verbrauch von Olivenöl (30 Liter im Jahr!) ist auch heute noch das Land, in dem die wenigsten Menschen aufgrund von Herzkrankheiten sterben.
Ende der 50er Jahre begann eine der großen epidemiologischen Untersuchungen, die bis heute kontinuierlich weitergeführt wird: die weltweit bekannte sogenannte Sieben-Länder-Studie. Im Blickpunkt stehen Männer in mittleren Lebensjahren aus den USA, aus Japan, Finnland, Holland, Italien, Jugoslawien und Griechenland.
Die Ergebnisse aus zwei Ländern zeigen zwei Extreme auf einen Blick:

- Finnland: Die Ernährung ist reich an Fleisch und Milchprodukten, das heißt an gesättigten Fettsäuren. Todesursache bei mehr als 50 Prozent der Finnen: Herzgefäßerkrankungen.
- Kreta: Fett wird überwiegend in Form von Olivenöl aufgenommen, das heißt, die Ernährung ist reich an ungesättigten Fettsäuren. Herzgefäßerkrankungen sind nur bei 5 Prozent der Bevölkerung die Todesursache.

Olivenöl beugt Herzgefäßerkrankungen vor und kann vor Krebs schützen!

Heute sind Mediziner und moderne Ernährungswissenschaftler auf der ganzen Welt überzeugt von der großen Bedeutung des Olivenöls für eine gesunde, optimale Ernährung.

- Olivenöl enthält die Vitamine A und D und das »Supervitamin« E. Es enthält Eiweiß, Chlorophyll und Lezithin und hochwertige, lebensnotwendige Mineralstoffe (z.B. Kalium, Kalzium, Magnesium und Phosphor) sowie unentbehrliche Spurenelemente (z.B. Eisen), ist reich an ungesättigten Fettsäuren und an sekundären Pflanzenstoffen, deren große Bedeutung für die Krebsvorbeugung man erst in jüngster Zeit erkannt hat.

- Olivenöl ist leicht verdaulich und gut verträglich. Es hat daher eine ganz besonders wichtige Funktion in der Kinderernährung (siehe Kapitel »Natürlich gesund – auch für Kinder« ab Seite 102. In armen Regionen südlicher Länder ist es auch heute noch üblich, kleinen Kindern täglich einen Teelöffel Olivenöl zu geben – statt Lebertran oder anderer Aufbaupräparate; denn
- Olivenöl wirkt sich günstig auf das Knochenwachstum aus! Aus genau demselben Grund spielt es aber auch in der Ernährung alter Menschen eine so wichtige Rolle. Wer regelmäßig Olivenöl zu sich nimmt, beugt damit der Osteoporose und den gerade im Alter so gefährlichen Knochenbrüchen vor.

Nicht immer war Olivenöl so begehrt wie heute

Es gab eine Zeit, da schien es so, als würde die Wertschätzung des Olivenöls erheblich sinken. Vor rund 50 Jahren setzte in den südlichen Ländern nämlich eine massive Werbung für Samenöle ein. Dem Verbraucher wurde weisgemacht, nur dieses Öl, neutral im Geschmack, sei für die gute Küche empfehlenswert. Und genauso sind sie, die modernen Öle, die zuhauf in den Regalen der Supermärkte stehen und miteinander um die Gunst des Verbrauchers wetteifern: neutral und geschmacklos. An der Spitze der Weltproduktion stehen Sojaöle und Baumwollsaatöle – vor allem deshalb, weil sie sich für vollautomatische Erntemethoden eignen und deshalb einen hohen Profit versprechen.
Aber auch wenn die Werbung und schöne Versprechungen auf den Etiketten etwas anderes behaupten: An diesen Ölen ist nichts mehr natürlich.

Was bedeutet »raffinieren«?

Oben genannte Öle sind industriell behandelt worden, sie sind raffiniert. Und das heißt: Das Öl wird mit einer aggressiven, chemischen Lauge behandelt, von der es anschließend wieder getrennt werden muß. Es wird erhitzt und bei Temperaturen bis zu 270 (!) Grad gebleicht und desodoriert, um Geschmack und Geruch zu beseitigen.
Es ist also eigentlich gleichgültig, ob solch ein Öl von Sonnenblumenkernen, Sojabohnen oder sonstwoher stammt: Der Verbraucher kann keinen Unterschied mehr feststellen. Und genau das gleiche gilt natürlich auch für raffiniertes Olivenöl.

Industriell behandelte Öle haben keinen eigenen Geruch oder Geschmack.

Diese angeblich modernen Öle waren es, die das natürliche, kalt gepreßte Olivenöl in den Erzeugerländern in die Krise trieben – zum großen Kummer von Medizinern und Ernährungswissenschaftlern.

Unser tägliches Öl ...

Zum Glück wurde diese Entwicklung weitgehend gestoppt, nicht zuletzt bedingt durch zahlreiche Lebensmittel-Skandale und Umwelt-Katastrophen. Das Ernährungs- und Gesundheitsbewußtsein vieler Menschen wurde geschärft, ihr Interesse richtete sich wieder vermehrt auf natürliche, unveränderte Nahrungsmittel. So schlug wieder die Stunde des Olivenöls, denn immer mehr gesundheitsbewußte Menschen begannen es hoch zu schätzen, als naturbelassenes Öl, das in der Vielfalt der Anwendungen kaum zu übertreffen ist.

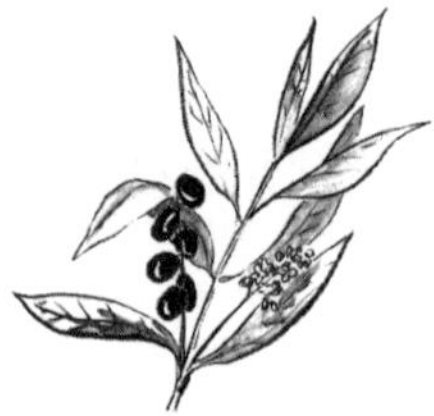

Was macht Olivenöl so wertvoll?

Im Kapitel »Kalt gepreßt und heiß geliebt« haben Sie bereits erfahren, daß Olivenöl reich an ungesättigten Fettsäuren ist und wie wichtig sie für die menschliche Gesundheit sind.
Doch was bedeutet das eigentlich genau?
Wie Sie sicherlich wissen, gibt es zwei Gruppen von Fetten, nämlich

- tierische Fette wie Butter, Milchfette, Schmalz, Talg usw., die überwiegend gesättigte Fettsäuren enthalten, und
- pflanzliche Fette wie die Öle, die reich an ungesättigten Fettsäuren sind.

Olivenöl enthält rund 74 Prozent einfach ungesättigte Fettsäuren und rund 10 Prozent mehrfach ungesättigte Fettsäuren. Eine der wichtigsten mehrfach ungesättigten Fettsäuren ist die Linolsäure, an der Olivenöl einen hohen Anteil enthält.
Die gesättigten Fettsäuren in Wurst, Käse und Fleisch sind dafür verantwortlich, daß der Cholesterinspiegel im Blut ansteigt. Heute gibt es keinen Zweifel mehr darüber, daß eine erhöhte Cholesterinkonzentration das Risiko erhöht, an Arteriosklerose zu erkranken.
Ungesättigte Fettsäuren dagegen, wie sie im Olivenöl in so hoher

Konzentration vorkommen, bewirken genau das Gegenteil: Sie können den Fett- und Cholesteringehalt des Blutes herabsetzen und somit Herzgefäßkrankheiten vorbeugen.
Diesen Zusammenhang bekräftigt auch der Direktor des Nationalen Gesundheitsinstitus in Frankreich, Professor Bernard Jacotot: »Das kalt gepreßte Olivenöl ist für die Vorbeugung der Arteriosklerose so enorm wichtig, weil es in der Lage ist, die quantitative und qualitative Zusammensetzung der Blutfette zu verändern.«
Eine Langzeituntersuchung an der Medizinischen Klinik der Universität von Neapel unter Leitung des Ordinarius Professor Mario Mancini, die die unterschiedlichsten Ernährungsgewohnheiten von 6000 Frauen und Männern zwischen 30 und 59 Jahren genau analysierte, bewies: Der regelmäßige Konsum von Olivenöl erhält gesund, weil er das Risiko verringert, an einer der gefährlichen Gefäßkrankheiten zu erkranken, deren Folge häufig der Herzinfarkt ist. Die Studie hatte deutlich gezeigt: Personen, die Olivenöl als festen Bestandteil ihrer Ernährung verwenden, haben alle einen wesentlich niedrigeren Cholesterinspiegel.

Was Linolsäure bewirkt

Linolsäure gehört wie die Vitamine zu den »essentiellen«, das heißt lebensnotwendigen Nährstoffen, die der Körper nicht selber bilden kann und die ihm daher unbedingt mit der täglichen Nahrung zugeführt werden müssen. Aus essentiellen Fettsäuren werden im Körper Hormone gebildet, die regulierend einwirken auf die Durchblutung des Herzmuskels, auf den Blutdruck, den Herzrhythmus, auf die Blutgerinnung und auf viele andere lebenswichtige Funktionen.
Kein Wunder, daß zum Beispiel in der Muttermilch relativ viel Linolsäure enthalten ist, weil das Baby sie zum Wachsen braucht. Fehlt in der Ernährung die Linolsäure, kann das schwerwiegende Mangelerscheinungen zur Folge haben: Abmagerung, Hautkrankheiten, Störungen des Wasserhaushaltes mit nachteiliger Wir-

kung auf die Nierenfunktion, Leberschäden, schlechtes Allgemeinbefinden.
Hier sehen Sie auf einen Blick, was Linolsäure bewirken kann:

- Sie senkt den Cholesterinspiegel im Blut
- Sie verringert das Thrombose-Risiko
- Sie senkt einen erhöhten Blutdruck
- Sie reduziert den Insulinbedarf bei Altersdiabetes

Linolsäure entfaltet ihre volle Wirkung allerdings nur dann, wenn ausreichend Vitamin E vorhanden ist. Das ist bei kalt gepreßtem Olivenöl der Fall. Es erreicht einen Idealwert von 1 Gramm Linolsäure auf 1 Milligramm Vitamin E – ein optimales Verhältnis.

Olivenöl – »gesundes« Fett

„Olivenöl hat doch soviel Kalorien – ich will aber nicht dick werden!« Solche Bedenken hört man oft. Wir wollen hier untersuchen, ob sie berechtigt sind. 100 Gramm Olivenöl haben 930 Kalorien. Ganz schön viel, denken Sie jetzt vermutlich.
Allerdings muß man zuerst mal mit einem Vorurteil unserer Zeit aufräumen: Die Schlankheitswelle läßt viele Menschen ein Leben lang falschen Schönheitsidealen nachjagen, oft mit dem Verlust an Selbstwert- und Lebensgefühl verbunden. Eine massive Werbung hat uns Tag für Tag eingehämmert: Fett ist falsch, Fett ist schlecht, Fett macht krank, Fett macht fett.
Eine Halbwahrheit. Natürlich ist zuviel Fett ungesund und macht tatsächlich krank. Aber man sollte nicht das Kind mit dem Bade ausschütten!
Richtig ist auch und vor allem: Fett ist lebensnotwendig! Denn die drei wichtigsten Grundnährstoffe des Menschen sind nun mal Eiweiß, Kohlenhydrate und – Fett!
Fett ist unser wichtigster Energielieferant. Es hält nicht nur die Haut elastisch und schützt unseren Körper vor Wärmeverlust; Fett ist auch Träger der fettlöslichen Vitamine A, D, E und K sowie des

Provitamins A (Carotin). Diese Vitamine, die für Stoffwechsel, Sehkraft, Knochenbau und Wachstum lebenswichtig sind, kann der Körper nur in Verbindung mit Fett nutzen. Außerdem ist Fett ein wichtiger Geschmacksträger, weshalb – wer hat es nicht schon am eigenen Leib erfahren – Schon- und Schlankheitskost oft nach nichts schmeckt.

Mit Olivenöl schlank bleiben

Nein, Olivenöl macht nicht dick! Dick macht aber alles, was dem Körper in zu großen Mengen zugeführt und nicht abgebaut wird: zuviel Fleisch, zu viele Süßigkeiten, zuviel Alkohol und so weiter. Wer bewußt lebt und sich gesund ernährt, wird nicht dick, schon gar nicht vom Olivenöl. Im Gegenteil: Die Erfahrung hat gezeigt, daß bei einer vernünftigen Ernährungsumstellung – weniger tierische Fette und mehr pflanzliche – nach einer Umgewöhnungszeit der Körper von selber »Stop!« sagt.

Oft habe ich mich zum Beispiel über die italienischen Eßgewohnheiten gewundert: Zum Frühstück fast nichts, oft nur ein Caffè, aber mittags warm und abends noch mal warm! Da fragte nicht nur ich mich fassungslos: Wie bleiben die bloß so schlank?

Möglichst viel von allen Nährstoffen

Des Rätsels Lösung ist einfach: Man ißt zu jeder Hauptmahlzeit zwar mindestens zwei, oft auch drei und vier Gänge, aber eben von allem nicht zuviel. Die Mengen sind klein, aber fein. Eine Portion Nudeln gehört immer dazu, ein knackiger Salat, stets viel Gemüse, mal ein Stückchen Fleisch oder Fisch, hinterher frisches Obst oder im Winter Nüsse, getrocknete Feigen, Aprikosen und Datteln. Selbst in der kleinsten italienischen Trattoria wird zum Nachtisch selbstverständlich »frutta« angeboten: Frische Früchte der Saison, serviert in einer Schale mit klarem Wasser. Später werden Sie noch lesen, welchen hohen Stellenwert Obst und Gemüse in der Ernährung haben – und welche Rolle sie für die Krebsvorbeugung spielen.

Kleine Portionen und ausgewogene Mahlzeiten halten schlank und fit!

Die typische Mittelmeerkost ist abwechslungsreich und vielseitig. Die Italiener essen keineswegs viel mehr als wir – das täuscht. Im Gegenteil: Sie ernähren sich gesünder! Denn der Körper bekommt bei jeder Mahlzeit von jedem etwas, was er braucht, möglichst viel nämlich von möglichst verschiedenen Nährstoffen.
Und das ist eben einfach gesund!

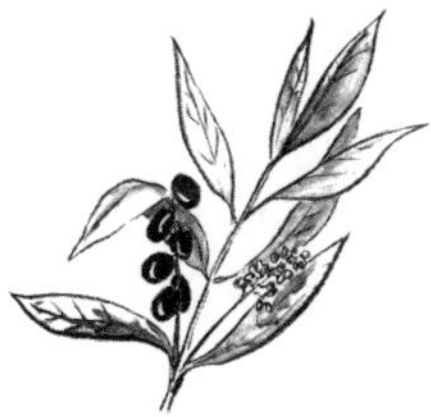

Olivenöl und die Mittelmeerküche

Die Ernährungsgewohnheiten in den Ländern rund ums Mittelmeer sind – wie ich gerade am Beispiel Italiens erläutert habe – doch recht verschieden von denen der nördlichen Länder. Die große Hitze erfordert eine andere Ernährung – leichtere, besser verdauliche Kost. Die südliche Sonne und das milde Klima lassen Pflanzen und Kräuter üppig gedeihen – viele wachsen wild am Wegesrand, und die Menschen im Süden haben sie seit Jahrhunderten für ihre Küche nutzbar gemacht. Fleisch- und Milchprodukte spielen nur eine kleine Rolle, während viel Nudeln, Gemüse, Salate und frischer Fisch gegessen werden.
Und was steht im Mittelpunkt? Natürlich: das kalt gepreßte Olivenöl! Verbunden mit frischen Kräutern und Gewürzen, allem voran der Knoblauch, sorgt es für den typischen, unvergleichlichen Geschmack der Speisen und garantiert eine optimale Ernährung.

Falsche Ernährung macht krank

Es gibt eine interessante Studie aus den USA, die von der dortigen Regierung in Auftrag gegeben wurde und die den direkten Zusammenhang zwischen falscher Ernährung und den erschreckend zunehmenden sogenannten Zivilisationskrankheiten wie Fettsucht, Diabetes, Arteriosklerose, Herzinfarkt und Krebs bestätigte. Daraufhin wurde von den amerikanischen Wissenschaftlern ein spezieller Ernährungsplan ausgearbeitet, der zwei grundlegende Dinge berücksichtigte:

- den Konsum von mehr Kohlenhydraten,
- die Reduzierung von gesättigten Fettsäuren, Cholesterin, Zucker und Salz.

Die Testpersonen, die ihre Ernährung auf diesen Plan umgestellt hatten, wurden über einen Zeitraum von 20 Jahren beobachtet. Man stellte fest: Die gefürchteten Zivilisationskrankheiten nahmen in dieser Gruppe deutlich ab.

Leicht und vielseitig: Die mediterrane Kost

Die moderne Mittelmeerküche, oft auch »Mittelmeerdiät« genannt, basiert genau auf den Kriterien dieses Ernährungsplans der amerikanischen Wissenschaftler.

Olivenöl und Pasta gehören zu den idealen Grundlagen einer gesundheitsfördernden Ernährung.

So gesund leben die Italiener: Die Pasta fehlt nie, ohne Olivenöl geht gar nichts, Fleisch spielt nur eine kleine Rolle, Butter wird wenig verwendet.
Haben Sie schon mal Brot mit Olivenöl statt mit Butter probiert? Das ist überhaupt nicht unangenehm fettig, wie Sie jetzt vielleicht spontan denken. Frisches Brot mit etwas Olivenöl beträufelt, fein geschnittener Knoblauch darüber, eventuell noch Tomatenscheiben: Das sollten Sie wirklich mal versuchen, es ist eine Delikatesse – einfach, aber köstlich und gesund.

Die Mittelmeerdiät

Die Mittelmeerküche basiert in erster Linie auf dem täglichen Verzehr einer Vielfalt pflanzlicher Lebensmittel, möglichst wenig bearbeitet und so frisch wie möglich:

- Teigwaren, Reis und andere Getreideprodukte,
- Brot,
- Gemüse, Salat, Kartoffeln und Hülsenfrüchte,
- Obst und Nüsse,
- Olivenöl als Hauptfettquelle.

Diese pflanzlichen Lebensmittel sind die Basis der mediterranen Kost. Sie sollten täglich auf dem Speiseplan stehen.

In geringerer Menge werden zusätzlich verwendet:

- Milchprodukte, hauptsächlich Joghurt und Käse,
- Eier,
- Fisch,
- helles Fleisch (Geflügel, Kaninchen).

Diese tierischen Lebensmittel dürfen mehrmals pro Woche gegessen werden. Joghurt und Käse häufiger, Fleisch und Eier seltener. Und ganz grundsätzlich gilt das Prinzip: Mehr Fisch als Fleisch!

Sehr selten wird gegessen:

- rotes Fleisch (wie Rind- und Schweinefleisch),
- Süßigkeiten.

Rotes Fleisch und Süßigkeiten sollten höchstens einige Male im Monat verzehrt werden, sie gehören nicht auf den wöchentlichen, erst recht nicht auf den täglichen Speisezettel.

Der Wein gehört dazu

Ein süffiger Roter oder ein trockener, leichter Weißwein – sie runden ein gemütliches Essen erst richtig ab. Wein, so stellten Wissenschaftler fest, tötet Bakterien und Keime ab, senkt das Risiko für Herz-Kreislauf-Krankheiten und regt die Durchblutung an.

Aber: Zuviel ist wie immer von Übel, maßhalten ist angesagt, wenn Sie gesund leben wollen. Deshalb heißt die Parole: Wein ja, regelmäßig zu den Mahlzeiten, aber in kleinen Mengen – empfohlen werden ein bis zwei Gläschen.

So wird der Körper optimal versorgt

Die richtige Ernährung ist der beste Schutz vor Krankheiten. Bei einem Kongreß der Kardiologen in Rom im Jahr 1996 wurde speziell für Patienten nach dem Herzinfarkt offiziell eine Ernährungsumstellung auf die Mittelmeerküche empfohlen. Die »Lyon Diet Heart Study«, die Infarkt-Patienten nach ihren Ernährungsgewohnheiten einteilte, hatte nämlich ergeben, daß eine solche Umstellung für diese Risikogruppe einen eminent wirkungsvollen Schutz darstellt: In der »Gruppe mediterrane Küche« gab es nach 27 Monaten nur fünf Rückfälle – gegenüber 17 Rückfällen in der Vergleichsgruppe.

Mit der Mittelmeerküche können wir gesünder leben und uns besser ernähren!

Mehr Pasta, mehr frisches Gemüse und Salate, mehr Öl – eigentlich ganz einfach, das in die Praxis umzusetzen. Dick macht das garantiert nicht. Aber es erhält uns gesund und leistungsfähig. Denn der Körper wird optimal versorgt, weil die Nährstoffzusammensetzung der mediterranen Kost aus wissenschaftlicher Sicht einfach ideal ist:

- Geringer Gehalt an gesättigten Fettsäuren, wenig Cholesterin, wenig Zucker und Salz (wenig Fleisch, wenig Süßigkeiten).
- Hoher Gehalt an ungesättigten Fettsäuren (im Olivenöl).
- Hoher Anteil an komplexen Kohlenhydraten und Ballaststoffen (in Getreideprodukten, Kartoffeln, Hülsenfrüchten, Obst und Gemüse).
- Reich an Vitaminen und Mineralstoffen (in Obst, Gemüse, Salaten, Olivenöl).
- Reich an wertvollen sekundären Pflanzenstoffen (in Obst, Gemüse und Olivenöl).

Bei einer Konferenz führender Wissenschaftler aus acht europäischen Ländern im April 1998 in Rom wurde von allen einstimmig ein Konsenspapier unterschrieben: Danach sollen in allen europäischen Ländern Maßnahmen ergriffen werden, um eine gesunde Ernährung in Richtung mediterrane Kost praktisch umzusetzen.
Auf diese Maßnahmen müssen Sie nicht warten – Sie können sofort auf die Mittelmeerküche umsteigen, denn Sie wissen ja jetzt, wie man's macht!

Die mediterrane Kost ist eine Ernährungsform, die vielseitig und abwechslungsreich ist und außerdem noch schmeckt.

Ein perfektes Paar: Pesto und Pasta

Gesundheit, die schmeckt – ich denke dabei besonders an den »Pesto« aus der italienischen Region Ligurien, die weltberühmte grüne Soße aus Basilikum, Knoblauch, Pinienkernen, Käse – und natürlich Olivenöl! Das Basilikum für den »Pesto« wächst wie die Oliven für das kalt gepreßte Öl in den Gärten der Bauern im Hinterland, und die frische, salzige Luft vom nahen Mittelmeer verleiht sowohl Basilikum wie auch Oliven einen intensiven, würzigen Geschmack.
Im »Pesto« ist alles drin, was gesund ist und fit macht – unverändert in seinen biologischen Bestandteilen, denn er wird kalt im

Mörser gestampft: Das Öl mit seinen wertvollen Fettsäuren und Vitaminen, der Knoblauch mit seiner durchblutungssteigernden Wirkung, das verdauungsfördernde Basilikum mit seinen ätherischen Ölen. Und dazu ißt man Pasta – Mittelmeerdiät pur! Das Original-Pesto-Rezept finden Sie auf Seite 138.
Übrigens: Auf das ganz besondere Verhältnis von Olivenöl und Kräutern komme ich im nächsten Kapitel noch ausführlich zu sprechen.

Wenn's um die Wurst geht: Lieber etwas weniger!

Die immer wieder auftauchenden Fleischskandale, meist begründet in der Massentierhaltung, haben vielen Menschen das Risiko unseres oft viel zu hohen Fleisch- und Wurstkonsums überdeutlich vor Augen geführt. Hormonverseuchtes Kalbfleisch, Antibiotika im Schweinefleisch, geschmackloses Geflügel aus der »Tierfabrik« – da kann einem schon der Appetit vergehen, auch wenn ich nicht zu denen gehöre, die einem rigorosen Fleischverzicht das Wort reden.

Hoher Fleischkonsum sollte zugunsten gesünderer Lebensmittel reduziert werden.

Wer öfter mal auf den Schweinebraten oder die Aufschnittplatte verzichtet, kann dafür um so großzügiger das kostbare Olivenöl verwenden – im Endeffekt nicht nur billiger, sondern vor allem gesünder.
Mit dem steigenden Ansehen der Mittelmeerküche hat sich in den letzten Jahren auch bei uns in Deutschland die Einstellung zum Olivenöl gründlich geändert.
Früher rümpfte man schnell die Nase und monierte, daß in der südlichen Küche, vor allem der griechischen, alles in Öl schwimme. Bella Italia war der Vorreiter auf dem Weg zu einem vernünftigen Verhältnis auch der Deutschen zum Olivenöl. Italien als Reiseland, italienische Mode, italienisches Design – und

vor allem italienische Restaurants sind »in«. Seit langem gilt es als schick, »zum Italiener« essen zu gehen. Klar, daß der Olivenöl benutzt!

Olivenöl gehört in jede Küche

Einmal auf den Geschmack gekommen, verwendeten immer mehr Leute Olivenöl. Aus dem Urlaub in Spanien, Frankreich, Italien oder Griechenland brachten sie ihr neues Lieblingsöl mit. Seit 1990 hat sich in Deutschland der Verbrauch von Olivenöl verdoppelt. Das klingt toller, als es ist: Der Pro-Kopf-Verbrauch ist nun auf einen Viertelliter im Jahr gestiegen. Zum Vergleich: Italiener und Spanier verbrauchen jährlich über zehn Liter pro Kopf!
Zudem scheinen viele Leute einer Selbsttäuschung zu unterliegen, was den tatsächlichen Verbrauch von Olivenöl angeht. Das zeigt beispielsweise eine Fragebogenaktion des Instituts für Epidemiologie und Sozialmedizin in Münster, bei der rund 500 Probanden zwischen 35 und 64 Jahren über ihren Olivenölkonsum befragt wurden. 56 Prozent der Teilnehmer gaben an, Olivenöl zu verwenden. Bei genauem Nachhaken stellte sich jedoch heraus, daß sie dies allenfalls sporadisch taten, etwa für die Zubereitung von Salaten. Kaum jemand benutzte es zum Braten oder zum Dünsten von Gemüse. Während in der mediterranen Küche der Anteil des Olivenöls an der Gesamtfettzufuhr bis zu 60 Prozent beträgt, belief er sich in der Studie auf lediglich 1,3 Prozent. Jammerschade! Denn der gute Wille, sich gesund zu ernähren, ist bei vielen da – allein es hapert an der Umsetzung.

Da das Olivenöl bei uns traditionsgemäß nicht zur normalen Ernährung gehört, ist auch der Informationsstand auf diesem Gebiet oft sehr niedrig.

Viele wissen gar nicht, was man mit Olivenöl alles machen kann – dabei ist es so leicht: Einfach (fast) alles!

Sehr willkommen: Ein gutes Öl statt Blumen

Auch wenn der Konsum in Deutschland im Vergleich zu den Mittelmeerländern immer noch verschwindend gering ist – man sieht: Es hat sich was getan! Die ligurische Olivenbäuerin Claretta Benza erzählte mir: »Früher haben die deutschen Urlauber in unserer Ölmühle mal eine kleine Flasche Olivenöl gekauft, als Souvenir. Heute nehmen sie oft ihren ganzen Jahresbedarf an Öl mit nach Deutschland.« Freund Paul aus Osnabrück beispielweise, Feinschmecker und Hobbykoch, nahm 20 Liter Olivenöl in Kanistern mit ins Flugzeug, soviel, wie er und seine Freundin gerade tragen konnten. Die gebrauchte Urlaubskleidung, für die dann kein Platz mehr war, schickten sie sich selbst per (ausgesprochen teurem!) Paket nach. So wichtig war ihnen das »Olio Extra Vergine« aus Italien!
Denn auch Gourmets haben längst das Olivenöl entdeckt! Wegen seiner ernährungsphysiologisch exzellenten Wirkung ebenso wie wegen seines unvergleichlichen Geschmacks, der durch nichts zu ersetzen ist.

Feinschmecker und Hobbyköche fachsimpeln heutzutage über Ölsorten wie über Wein oder Käse und kaufen ihr Öl meistens im Erzeugerland direkt ein.

Olivenöl – das hat inzwischen auch etwas mit Lifestyle zu tun: Man zeigt, daß man etwas von gutem Essen und gesunder Ernährung versteht. So wird immer häufiger bei Einladungen statt des Blumenstraußes eine Flasche kalt gepreßtes Olivenöl überreicht – meist ein willkommenes Geschenk!

Mehr Freude am Essen – mehr Freude am Leben

Ob in Spanien, Frankreich oder Italien, in Portugal, Griechenland, der Türkei oder Marokko: In allen Mittelmeerländern spielt das Olivenöl die Hauptrolle in der traditionellen, landestypischen Küche.

Frische Zutaten aus der Umgebung verleihen den Gerichten ihre besondere Note. Man verwendet großzügig frische Kräuter und – teilweise pikante – Gewürze.
Und noch etwas verbindet alle diese Länder unter südlicher Sonne: Der Spaß am Essen! Die Menschen nehmen sich dort Zeit zum Essen, denn nur so können sie es richtig genießen. Essen – das ist fast eine rituelle Handlung, Höhepunkt des Tages gerade auch im Alltag. Da trifft sich die Familie, es kommen Freunde, man ißt und trinkt und feiert gemeinsam – ein Genuß für Leib und Seele.

Holen auch Sie sich ein Stück Lebensfreude in Ihren Alltag! Eine Ernährungswissenschaftlerin am Institut für Arterioskleroseforschung an der Universität Münster hält die mediterrane Kost für ein gutes Beispiel dafür, wie man sich gesund ernähren kann, ohne von Verboten und Einschränkungen reglementiert zu werden.

Mit der Mittelmeerdiät kann man sich gesund ernähren, ohne sich einschränken zu müssen!

»Die mediterrane Kost«, so die Expertin, »die Genuß und Lebensfreude symbolisiert, könnte für viele Menschen zu einer schmackhaften und damit dauerhaften gesunden Alternative zur bisherigen fettreichen und ballastoffarmen Ernährung werden.«
Machen wir's also den Südländern nach. Denn gesund essen und genießen schließen einander nicht aus – hier gehören beide Aspekte zusammen. Mediterrane Kost verbindet gesündere Ernährung mit Freude am Genuß.

Praktische Tips für zu Hause

Wer das wichtigste Produkt, ein kalt gepreßtes Olivenöl, in seiner Küche hat, kann auch zu Hause nach den Prinzipien der Mittelmeerküche kochen. Es gibt immer mehrere Gänge, nie nur den berüchtigten »einen Teller voll«.

Das sind die Grundregeln:

- Bereiten Sie kleine Gerichte in kleinen Mengen zu.
- Orientieren Sie sich am Marktangebot, und kaufen Sie möglichst nur Gemüse der Saison.
- Benutzen Sie viele frische Kräuter.
- Rezeptvielfalt sorgt für Abwechslung: Variieren und kombinieren Sie nach Lust und Laune.
- Verwenden Sie reichlich schwarze oder grüne Oliven: Als Teil der Vorspeise, in Salaten und Gemüsepfannen, zu Fleisch- und Fischgerichten und auf der Pizza.
- Das allerwichtigste: Benutzen Sie ein gutes, nämlich kalt gepreßtes Olivenöl.

Verzichten Sie auf Fertigprodukte

Und noch ein Wort zum Schluß, das Sie wirklich beherzigen sollten: In der Mittelmeerküche haben Fertigprodukte nichts zu suchen! Alles wird frisch gemacht, denn nur dann haben Sie die Garantie, daß die natürlichen Produkte nicht verändert wurden.

Meiden Sie Fertiggerichte und vorproduzierte und vorgekochte Speisen!

Industriell hergestellte Speisen enthalten oft Geschmacksverstärker, künstliches Aroma, Konservierungsstoffe und vieles andere mehr – wer sich natürlich ernähren will, kocht lieber selbst!
Sie wenden jetzt ein, daß Sie keine Zeit haben, um »richtig« zu kochen? Zugegeben, wenn Sie den traditionellen Braten mit Soße, Kartoffeln und Gemüse vor Augen haben – das dauert, das erfordert viel Zeit in der Küche. Aber wenn Sie bereit sind, umzudenken und anders zu kochen und zu essen als bisher, werden Sie in der Praxis schnell feststellen: Die mediterrane Küche ist nicht aufwendig!

Die einfachste Sache der Welt: Spaghetti mit Tomatensoße

Selbstverständlich gibt es auch in der Mittelmeerküche viele Rezepte, die Zeit erfordern – wie zum Beispiel selbstgemachte Ravioli –, aber die sind ja auch für besondere Gelegenheiten bestimmt. Auch die italienische Mamma macht Ravioli nicht mitten in der Woche, wenn der Alltag sie im Griff hat mit all seinen Anforderungen; die Ravioli gibt's natürlich sonntags!
Aber nehmen wir beispielsweise frisch gedünstetes Gemüse der Saison mit einem Schuß kalt gepreßtem Olivenöl, dazu knackig frisches Brot – oder ein Teller Spaghetti mit Öl und Knoblauch: Daran ist wirklich nichts aufwendig, und es schmeckt einfach herrlich.
Einen Tomatensugo – die klassische italienische Tomatensoße – selbst zu machen, dauert nicht lange: Alles in allem brauchen Sie gerade mal eine halbe Stunde, bis das Essen auf dem Tisch steht!
Spaghetti mit Tomatensoße selbstgemacht – einfach, schnell und lecker. Und so gesund! Das wird Sie jede Fertigsoße aus dem Supermarkt ganz schnell vergessen lassen. Im Rezeptteil auf Seite 143 erfahren Sie, wie's geht.

Kein Fast food vor dem Fernseher

Eigentlich eine Binsenweisheit: Essen ist ein wichtiger Teil unseres Lebens – und damit auch das Kochen. Und doch nehmen wir uns immer weniger Zeit dafür. Vergessen wir nicht, daß Essen und Kochen auch ein Teil unserer Kultur sind! In den USA treffen sich Familien nur noch selten am gemeinsamen Eßtisch – dort ist es normal, daß sich jeder selbst aus dem Kühlschrank bedient; Fertiggerichte werden in der Mikrowelle aufgewärmt und vor dem Fernseher verschlungen. Ganz so weit ist es bei uns zum Glück noch nicht.

Kochen als Entspannung

Vergegenwärtigen Sie sich, daß Kochen auch Spaß machen kann. Empfinden Sie es nicht als notwendiges Übel, sondern betrachten Sie es als Möglichkeit, kreativ zu sein.

Kochen und Essen sind Bestandteile unserer Kultur und sollten Spaß machen!

Ein guter Freund meines Mannes, der einen 12-Stunden-Job im Management eines großen Konzerns hat und abends oft abgespannt und gestreßt aus dem Büro kommt, stellt sich anschließend regelmäßig an den Herd und kocht für sich und seine Frau: »Dabei entspanne ich mich am besten«, sagt er, »und es kommt garantiert etwas Leckeres auf den Tisch!«
Denn ganz bestimmt haben Sie das auch schon erlebt: Die Tiefkühlpizza mit dem wunderbaren Belag, die auf der Packung so verlockend aussah, entpuppte sich dann auf dem Teller als pappig-geschmackloses Etwas – nicht zu vergleichen mit einer selbstgemachten. In guten italienischen Pizzerien ist jeder Pizzabäcker stolz darauf, daß täglich frischer Teig geknetet wird. Für ihn eine Selbstverständlichkeit! Warum sollten Sie sich mit weniger zufrieden geben?

Machen wir's den Italienern nach

Die Italiener benutzen vor allem frische Produkte und legen großen Wert auf Qualität. Deshalb ist auch das Angebot an Tiefkühlkost in italienischen Supermärkten eher dürftig. Und Fertiggerichte spielen so gut wie keine Rolle. Zwar versucht auch hier die Werbung, den Umsatz dieser Produkte zu steigern, aber sie hat es schwer in einem Land, dessen Bewohner erwiesenermaßen äußerst anspruchsvolle Genießer sind.
Mein alter Freund Franco, der mich das Olivenöl lieben lehrte, pflegte immer zu scherzen: »Wir Italiener arbeiten nicht, um zu leben. Wir arbeiten, um zu essen.« Etwas Wahres ist sicher dran!

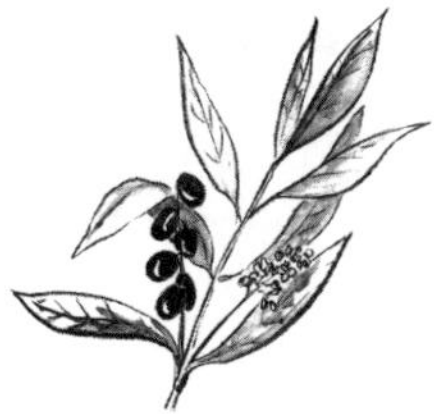

Ein starkes Team: Kräuter und Olivenöl

Duftende Kräuter und würziges Olivenöl: In der mediterranen Küche sind sie eine ideale Verbindung eingegangen. Der wild blühende Thymian, der so intensiv duftet, wenn man beim Spazierengehen die kleinen Büschel am Wegesrand streift, der Rosmarinbusch, üppig über Natursteinmauern wuchernd und bei jeder zarten Berührung der immergrünen Nadeln sein unvergleichliches Aroma verströmend – sie sind nur zwei der Mittelmeerkräuter, die in der Heimat des Ölbaumes wachsen und deshalb wohl auch so gut zu ihm passen.

Bis auf den Estragon, dessen ursprüngliche Heimat Süd- und Mittelasien ist, stammen alle nachfolgenden Kräuter aus dem Mittelmeerraum. Sie spielen – zusammen mit dem Olivenöl – die wichtigste Rolle in der mediterranen Küche.

Die ätherischen Öle der Kräuter, gesundheitsfördernd und heilend, verbinden sich mit den guten Eigenschaften des kalt gepreßten Olivenöls: Gemeinsam sind sie ein starkes Team, das der mediterranen Küche ihr besonderes Flair gibt – und sie so überaus gesund macht.

Warum richtiges Würzen so wichtig ist

Wer viele Kräuter und Gewürze verwendet, zeigt damit, daß er etwas von gesunder Ernährung versteht und daß er beim Kochen kreativ ist.

Richtiges Würzen mit Kräutern ist so wichtig, weil es den Geschmack der Gerichte verbessert und das Essen abwechslungsreich und bekömmlicher macht.

Kräuter und Gewürze steigern das Wohlbefinden und fördern die Gesundheit, denn fast alle sind nicht nur Würz-, sondern auch Heilpflanzen. Sie sorgen dafür, daß das Essen appetitlich aussieht, verlockend duftet und besser verdaulich ist. Mit einem Wort: Sie sind unentbehrlich.
Wenn Ihnen beispielsweise beim Anblick eines delikat angerichteten Gerichtes das Wasser im Mund zusammenläuft, ist das bereits der erste Schritt zu einer gesunden Verdauung, denn gleichzeitig bildet auch der Magen die ersten Verdauungssäfte.

Was in den Kräutern steckt

Fast alle Kräuter enthalten wertvolle ätherische Öle, die aktivierend auf die Verdauung wirken und desinfizierend und krampflösend sind, sowie Bitterstoffe, die den Appetit und dadurch die Magensaftproduktion anregen. Außerdem stecken in den Kräutern noch weitere gesunde Inhaltsstoffe wie Gerbstoffe, Saponine, Schleimstoffe, Ballaststoffe, Mineralien, Vitamine und Spurenelemente. Sie alle miteinander sorgen dafür, daß Kräuter und Gewürze dem Körper soviel Gutes tun.
Die typischen Mittelmeerkräuter werden am besten frisch verwendet – dann sind Duft, Geschmack und Wirkung am intensivsten. Heute ist das auch bei uns in Deutschland kein Problem mehr: Alle Kräuter gibt es auch als Pflanzen zu kaufen. Im eigenen Garten, aber auch auf dem Balkon oder auf der Fensterbank gedeihen sie prächtig. Und mit dem kalt gepreßten Olivenöl geben sie

Ihrer Küche die charakteristische mediterrane Note. In Öl eingelegt, eine klassische Form der Konservierung, behalten die Kräuter nicht nur ihr würziges Aroma, sondern verbinden sich noch mit dem unvergleichlichen Geschmack des Olivenöls. Auch getrocknet behalten Kräuter ihre würzende und heilende Wirkung.

Tip: Legen Sie Kräuter, die Sie frisch gekauft haben, am besten sofort ins Gemüsefach des Kühlschranks oder stellen Sie sie in ein Glas Wasser. Spätestens am nächsten Tag sollten sie aber verwendet werden, damit sie noch ihre ganze Wirkung entfalten können.

Die wichtigsten Mittelmeer-Kräuter und Gewürze

Kräuter und Gewürze werden in der mediterranen Küche üppig und vielfältig verwendet.
Geradezu berühmt ist die Küche der Provence für ihre »provenzalischen Kräutermischungen«, die es bei uns auch getrocknet zu kaufen gibt und die mediterranen Gerichten ihren ganz besonderen Geschmack verleihen.
Auf jedem Markt im Süden Frankreichs können Sie das berühmte »Bouquet garni« kaufen – ein zusammengebundenes Kräutersträußchen, das aus drei Stengeln Petersilie, einem Lorbeerblatt und je einem Zweig Thymian und Rosmarin besteht. Das »Bouquet garni« wird mitgekocht – man kann es innen an den Topfrand hängen – und dann vor dem Servieren wieder entfernt.
Die folgende Übersicht beschreibt die für die Mittelmeerküche wichtigsten Kräuter und Gewürze, ihre Verwendung in der Küche und ihre Wirkung auf die Gesundheit.

Basilikum

Dies ist ein durch und durch italienisches Kraut, das sich aber auch bei uns immer größerer Beliebtheit erfreut. Es paßt phantastisch zu frischen, sonnengereiften Tomaten und gibt dem berühmten »Pesto« seinen unverwechselbaren Geschmack. Ideal für Salate, Gemüseeintöpfe und Gemüsesuppen, für die Tomatensoße zu Spaghetti oder für Quark mit Kräutern.

- Basilikum nicht mitkochen, sondern etwa 10 Minuten vor dem Servieren in dem bereits gekochten Gericht ziehen lassen. So entwickelt es sein Aroma am besten.

Basilikum kann auch getrocknet werden, schmeckt dann aber nicht mehr so intensiv.
Heilende Wirkung: Enthält viel ätherisches Öl, Gerbstoffe, Mineralsalze und Vitamine. Es wirkt verdauungsfördernd und appetitanregend sowie entkrampfend auf den Magen-Darm-Bereich, hilft bei Blähungen und beruhigt die Nerven.

Bohnenkraut

Sehr bekannt bei uns als typisches Kraut für alle Bohnengerichte. Seine frischen, grünen Blätter haben ein leicht pfeffriges Aroma. Man verwendet es zu allen südlichen Eintöpfen, Gemüsepfannen und zu Kartoffelgerichten.

- Bohnenkraut eignet sich gut zum Trocknen, es bleibt sehr würzig.

Heilende Wirkung: Es enthält ätherisches Öl, das vor allem krampflösend und magenstärkend wirkt. Bohnenkraut hilft schwere Speisen besser zu verdauen.

Borretsch

Er ist das klassische Gurkenkraut, weil es das Aroma der Gurke verstärkt. Die etwas borstigen Blätter sehr fein hacken. Für frische Salate, Soßen, Fischgerichte, Omeletts. In Italien (und auch in anderen Mittelmeerländern) wächst er wild in jedem Bauerngarten und ist im ganzen Land als klassische Ravioli-Füllung sehr beliebt.

- Die sternförmigen, blauen Blüten sind eßbar und in Salaten sehr dekorativ.

Borretsch sollten Sie nur frisch verwenden. Wegen ihres hohen Wassergehaltes eignen sich die Blätter nicht zum Trocknen.
Heilende Wirkung: Borretsch ist eine uralte Heilpflanze, die Gerbsäure, Schleimstoffe, Kieselsäure und Saponine enthält. Wirkt herzstärkend und lindernd bei rheumatischen Beschwerden, fördert den Stoffwechsel und hilft als Tee bei Nierenentzündungen, Fieber und bei Beschwerden in den Wechseljahren.

Estragon

Er hat ein sehr feines Aroma, das den Geschmack anderer Küchenkräuter noch betont. Paßt gut zu Hühnchen- und Fischgerichten, Kräuterbutter und Holländischer Soße sowie zu Reisgerichten. Wird auch zum Einlegen von Gurken benutzt.
Gut geeignet auch als getrocknetes Kraut.

- Ideal: Estragon in Öl einlegen, so bleibt das Aroma vollständig erhalten.

Heilende Wirkung: Er enthält viel ätherisches Öl, Harz-, Gerb- und Bitterstoffe, Vitamin C und viele Mineralstoffe. Estragon ist appetitanregend und verdauungsfördernd, wassertreibend und blutreinigend.

Knoblauch

Er hat eine phantastische Würzkraft und ist außerdem phantastisch gesund. Knoblauch gehört einfach in alle Mittelmeergerichte – frisch in Salate, gekocht in Gemüsegerichte, Eintöpfe und

Fleischgerichte. Zusammen mit dem Olivenöl gibt er der Mittelmeerküche ihr typisches Aroma.

- Bringen Sie sich einen großen Zopf Knoblauch – am besten den lilafarbenen, der besonders viel ätherisches Öl enthält – aus Ihrem Urlaub am Mittelmeer mit. Sie bekommen ihn in allen südlichen Ländern für wenig Geld.

Heilende Wirkung: Knoblauch wirkt wie ein natürliches Antibiotikum, antiseptisch und desinfizierend und hat einen günstigen Einfluß auf die Darmflora. Knoblauch senkt aber auch den Cholesterinspiegel und hohen Blutdruck, wirkt gegen Arterienverkalkung und somit vorbeugend gegen Herzinfarkt.

Lavendel

Zum Würzen verwendet man die jungen Blätter, die leicht herbbitter schmecken und am ehesten etwas an Rosmarin erinnern – und zwar nur die zarten Blattspitzen. Wird vor allem in der Provence (weltberühmt sind die riesigen Lavendelfelder, die heute hauptsächlich für Parfüms genutzt werden), aber auch in Italien und Spanien als Würzpflanze verwendet, und zwar vor allem für Lammgerichte, Fischsuppen, gedünstetes Fleisch, Salate und Gemüse.

- Lavendel gibt Ihren Gerichten eine unverwechselbare Note! Wer ihn bisher nur als wunderschöne, duftende Pflanze kannte, wird erstaunt sein, wie ideal er zum Würzen taugt und wie vorteilhaft er den mediterranen Speisezettel bereichern kann.

Heilende Wirkung: Lavendel enthält viel ätherisches Öl, Harz, Gerbstoff und Saponin. Wirkt schmerzlindernd und beruhigend bei hohem Blutdruck, außerdem krampflösend und nervenstärkend. Lavendelöl hilft bei Insektenstichen und Kopfschmerzen.

Lorbeer

Der immergrüne Baum liefert die Blätter, die wir in Deutschland nur getrocknet kennen. Aber auch frisch sind sie verwendbar, probieren Sie's mal im Urlaub im Süden aus. Frischer Lorbeer ist sehr viel aromatischer als getrockneter. In Italien liegen in Geflügelgeschäften und Metzgereien neben der Kasse immer einige frische Lorbeer- und Rosmarinzweige, oft auch Petersilie, die man kostenlos mitnehmen kann. Geeignet für Marinaden, Gemüsegerichte, Suppen, Eintöpfe, Pilzgerichte.

- Ein bis zwei Lorbeerblätter gehören unbedingt in den italienischen Sugo, die typische Tomatensoße zu Spaghetti.

Heilende Wirkung: Lorbeer enthält einen großen Anteil an ätherischem Öl und gesunden Bitterstoffen. Wirkt verdauungsfördernd und appetitanregend.

Majoran

Er hat ein starkes Aroma und schmeckt intensiv süß-würzig. Unglaublich vielseitig verwendbar: Für Suppen und Soßen, Lamm und Fisch, für Pizza, Marinaden und Eintöpfe. Paßt wunderbar in Tomaten-Knoblauch-Spaghetti-Soße, zu Quark, Leber und Kartoffelgerichten.

- Majoran eignet sich sehr gut zum Trocknen, weil er sein Aroma behält.

Heilende Wirkung: Es enthält ätherisches Öl, Gerb- und Bitterstoffe und macht schwere Speisen bekömmlicher. Wirkt nerven- und magenstärkend, ist krampflösend bei Koliken, hilft gegen Durchfall und Schnupfen.

Melisse

Melissa officinalis, Zitronenmelisse genannt, weil sie ein starkes

Zitronenaroma verströmt. Man benutzt die zarten, jungen Blätter zu Salaten, Tomatengerichten, Quark und Kräutersuppen. Getrocknet wird Melisse hauptsächlich als Tee aufgebrüht, es entsteht ein leichter Aromaverlust.

- Melisse nicht mitkochen. Ihr Aroma bleibt besser erhalten, wenn man die jungen Blätter und Triebe erst an das fertige Gericht gibt.

Heilende Wirkung: Sie enthält ätherisches Öl, Schleim-, Gerb- und Bitterstoffe. Wirkt nervenberuhigend und wird deshalb bei Schlaflosigkeit, Nervenschmerzen und Kopfschmerzen angewandt, die durch Nervosität verursacht worden sind.

Oregano

Auch Origano genannt. Das typische Pizza-Gewürz. Man verwendet die jungen Blätter und Triebspitzen. Er braucht besonders viel Sonne und Wärme! Ideal zu Tomaten, Suppen, Fleisch und Käse und für alle südlichen Gemüseeintöpfe und Gemüsepfannen.

- Oregano behält auch getrocknet sein starkes Aroma.

Heilende Wirkung: Es enthält viel ätherisches Öl, Gerb- und Bitterstoffe. Wirkt nervenstärkend und löst Krämpfe im Unterleib, im Magen und bei Husten.

Pfefferminze

Ist ursprünglich eine typische Mittelmeerpflanze, wächst aber inzwischen längst auch im Norden Europas wild. Paßt gut zu Suppen und Lammfleisch, die Engländer machen daraus das berühmte Mint-Jelly, ein grünes Gelee, das sie zu Lamm servieren.

- Pfefferminze behält auch getrocknet ihr intensives Aroma.
- Schmeckt besonders lecker zu Erdbeeren und Obstsalat!

Heilende Wirkung: Sie enthält viel ätherisches Öl, Gerb- und Bitterstoffe. Wirkt antibakteriell, verdauungsfördernd und krampflösend und wird als Tee verwendet bei Übelkeit, Blähungen und Krämpfen im Magen-Darm-Bereich.

Rosmarin

Der herb-würzige Rosmarin ist ein unentbehrliches Mittelmeer-Kraut. Er paßt zu Lamm und Eintopf, zu Suppen, Soßen und Kartoffelgerichten optimal.
Rosmarin kann frisch und getrocknet verwendet werden, da er auch beim Trocknen sein intensives Aroma behält.

- Man kann einen ganzen Rosmarinzweig zum Würzen in das Gericht geben und vor dem Servieren wieder entfernen.

Heilende Wirkung: Rosmarin enthält ätherisches Öl, Harz, Gerb- und Bitterstoffe. Regt den Kreislauf an und kräftigt ihn, wirkt verdauungsfördernd und hilft gegen Sodbrennen und Blähungen.

Salbei

Die zarten, grau-grünen Salbeiblätter passen gut zu vielen Fleischgerichten, zu Suppen, Eintöpfen und Käse.

- Auch getrocknet behält er sein würziges Aroma.

Heilende Wirkung: Salbei enthält ätherisches Öl, Harz-, Gerb- und Bitterstoffe. Salbei hat antiseptische, das heißt keimtötende Eigenschaften, wirkt entzündungshemmend und heilend bei Hauterkankungen und hilft gegen Halsschmerzen und Zahnfleischentzündungen.

Thymian

Das unverwechselbare, kräftig-würzige Aroma harmoniert gut mit Fleischgerichten, Hühnchen, Lamm und Wild, sowie mit Eintöpfen, südlichen Gemüse- und Kartoffelgerichten.
Eignet sich gut zum Trocknen, da Thymian sein starkes Aroma behält.

- Pflücken Sie sich im Urlaub am Mittelmeer, wo er wild wächst, einen Vorrat. Am besten streifen Sie gleich die Zweige ab und lagern das Kraut in einem gut verschlossenen Schraubglas.

Heilende Wirkung: Thymian enthält ätherisches Öl, Saponin, Harz-, Gerb- und Bitterstoffe. Wirkt desinfizierend, lindert Husten und krampfartige Magen-Darm-Beschwerden. Hilft gegen Zahnschmerzen und bei Entzündungen im Mund- und Rachenraum.

Typische Rezepte mit Kräutern und Olivenöl finden Sie auf Seite 124–131.

In den folgenden Kapiteln möchte ich Ihnen genauer erklären, warum und wie kalt gepreßtes Olivenöl auf die einzelnen Beschwerden und Krankheiten wirkt und welche spezifischen Anwendungen empfehlenswert sind.

Die Heilkraft des Olivenöls ist um so besser, je frischer das Öl ist.

Die erste Pressung enthält die meisten Vitamine, und die ungesättigten Fettsäuren sind äußerst empfindlich gegen Licht, Luft und Wärme.
Eine sorgsame Behandlung ist daher die Grundvoraussetzung für eine optimale Heilwirkung des kalt gepreßten, natürlichen Öls. Und als Maßregel gilt: Das Öl sollte nicht älter als ein Jahr sein.

Die Heilkraft des Olivenöls auf einen Blick

- Es beugt Arteriosklerose und Herz-Kreislauf-Krankheiten vor
- Es schützt vor Herzinfarkt
- Es fördert das Knochenwachstum und beugt Osteoporose vor
- Es senkt den Cholesterinspiegel im Blut
- Es senkt den Blutdruck
- Es verringert das Thrombose-Risiko
- Es beugt Übergewicht vor
- Es verhindert die Entstehung von Gallensteinen
- Es beugt der Zuckerkrankheit vor
- Es beugt Magen-Darm-Erkankungen vor
- Es sorgt für eine regelmäßige Verdauung und verhindert Verstopfung
- Es stärkt die Nerven und erhält vital
- Es erhält die Haut gesund und straff
- Es wirkt desinfizierend, entzündungshemmend und heilend
- Es ist ein ideales Nähr- und Heilmittel für Kinder
- Es schützt vor Krebs, vor allem vor Brustkrebs

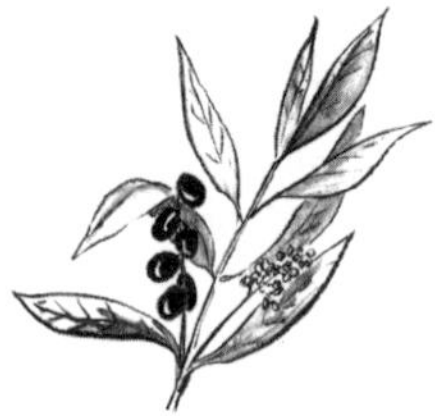

Zivilisationskrankheiten und das Allheilmittel Olivenöl

Es gibt ein merkwürdiges Phänomen in den Industrienationen rund um den Globus: Je besser es den Menschen wirtschaftlich geht, desto ungesünder leben sie. Früher, bei unseren Großeltern, gab es Fleisch nur einmal die Woche, als Sonntagsbraten. In Italien war die Hauptfettquelle für die ärmere Bevölkerung das Olivenöl, Fleisch kam äußerst selten auf den Tisch.

Mit dem steigenden Wohlstand und in Zuge der Massenproduktion von Fleisch und Milchprodukten, die die ehemals teuren Lebensmittel nun für alle erschwinglich machten, änderte sich auch das Ernährungsverhalten.

Hand in Hand mit dem neuen Wohlstand kamen auch die Wohlstandskrankheiten, und sie wogen schwer.
Selbst in Südeuropa, wo die Menschen aufgrund ihrer gesünderen Lebensweise generell viel seltener an Herz-Kreislauf-Krankheiten sterben, zeigte sich in den letzten Jahren: Wenn die Ernährungsweise verändert wird und mehr tierische Fette statt des traditionellen Olivenöls aufgenommen werden, steigen auch die Cholesterinwerte und damit das Herzinfarkt-Risiko an.

Viel zuviel auf der Waage

In den westlichen Industrieländern konsumieren die Menschen täglich erheblich mehr Fett, als von Ernährungsexperten empfohlen wird: Bei 80 Gramm, sagen diese, ist die Grenze erreicht.

Mit Übergewicht wird der Grundstein für viele Krankheiten gelegt.

Doch die meisten Menschen nehmen jeden Tag mindestens 120 Gramm Fett auf, einschließlich der versteckten Fette in Fleisch, Wurst, Käse und Milchprodukten. Der Effekt ist Übergewicht, das Übel unserer Zeit und der gesamten westlichen Hemisphäre.

Gegen die Killer unserer Zeit

Die Mittelmeerdiät mit dem Olivenöl im Mittelpunkt, so fanden Mediziner heraus, wirkt nicht nur vorbeugend bei Herz-Kreislauf-Erkrankungen und deren Risikofaktoren. Ernährungswissenschaftler empfehlen sie außerdem zur Vorbeugung gegen

- Gallensteine
- Magen-Darm-Erkankungen und
- Krebs, insbesondere Dickdarmkrebs.

Erkrankungen des Herz-Kreislauf-Systems stehen an der Spitze aller Krankheiten und Todesursachen. Killer Nummer eins ist mit Abstand der Herzinfarkt. Wegbereiter für diese gefährlichen Erkrankungen ist die Arteriosklerose, auch Arterienverkalkung genannt.

Was ist Arteriosklerose?

Wenn sich an der inneren Arterienwand vor allem Cholesterin, aber auch Kohlenhydrate, Blutbestandteile, Bindegewebe und Kalk ablagern, verhärtet und verdickt sich die Arterienwand und wird dadurch enger. Das Blut kann nicht mehr ungehindert

fließen, die Organe werden nicht mehr ausreichend mit Sauerstoff versorgt.
Stellen Sie sich Ihre Arterien wie verkalkte Rohre vor: Irgendwann, wenn die Kalkablagerungen zu stark werden, geht nichts mehr durch.
Passiert das in den Arterien, nennt man das Gefäßverschluß, und die Folge ist gravierend: Gewebe stirbt ab, weil es ohne Blut- und Sauerstoffzufuhr nicht mehr lebensfähig ist.
Die häufigsten und schlimmsten Folgen der Arteriosklerose, einer heimtückischen Krankheit, die anfangs überhaupt keine Beschwerden verursacht, zeigen sich an den Gliedmaßen, am Herzen und am Gehirn: Schwere Durchblutungsstörungen können das »Raucherbein« verursachen. Der Verschluß der Gehirnarterien führt zum Schlaganfall, und der völlige Verschluß eines Herzkranzgefäßes bedeutet den Herzinfarkt.

Risiko-Faktoren, die zur Arteriosklerose führen

Zur Entstehung einer Arteriosklerose tragen folgende Risiko-Faktoren bei:

- Fettstoffwechselstörungen, das heißt vor allem zu hoher Cholesteringehalt,
- Bluthochdruck,
- Rauchen,
- Zuckerkrankheit,
- Übergewicht,
- Gicht,
- Bewegungsmangel und Streß.

Unter all diesen Risiko-Faktoren haben die Fettstoffwechselstörungen die größte Bedeutung, wie zahlreiche Studien bewiesen haben. Mit steigendem Cholesteringehalt im Blut wächst die Gefahr, einen Herzinfarkt zu erleiden. Fazit: Ein hoher Cholesterinspiegel bedeutet ein hohes Herzinfarkt-Risiko.

Um der Arteriosklerose vorzubeugen, heißt es also, die Risiko-Faktoren auszuschalten. In erster Linie muß der Cholesteringehalt gesenkt werden.

Olivenöl senkt das Cholesterin

Und wieder einmal kommt die Stunde des Olivenöls! Durch die mehrfach ungesättigten und den hohen Anteil an einfach ungesättigten Fettsäuren hat es die Fähigkeit, den Cholesteringehalt entscheidend zu senken.
Übrigens sollten Sie auch wissen: Cholesterin fügt dem Körper nicht nur Schaden zu. Es ist auch ein unverzichtbarer Bestandteil jeder Zellmembran in allen menschlichen Zellen und Ausgangsstoff für viele lebensnotwendige Substanzen. Aus Cholesterin werden wichtige Hormone aufgebaut, nämlich die Hormone der Nebennierenrinde mit ihrem bekanntesten Vertreter, dem Kortison, und die Sexualhormone. Außerdem baut Cholesterin Vorstufen des Vitamin D und die Gallensäuren auf.
Wichtig ist, daß der Cholesterinspiegel im Gleichgewicht ist.

Das »gute« und das »böse« Cholesterin

Inzwischen hat man herausgefunden, daß es verschiedene Arten von Cholesterin gibt: Das LDL (»Low Density Lipoprotein Cholesterol«, das sind Fette mit niedriger Dichte) und das HDL (»High Density Lipoprotein Cholesterol«, das sind Fette mit hoher Dichte). Um auch Laien verständlich zu machen, worum es geht, bezeichnet man heute allgemein das LDL-Cholesterin als das »böse« und das HDL-Cholesterin als das »gute« Cholesterin.
Auch das LDL-Cholesterin ist ursprünglich nicht »böse«. Mit den LDL wird nämlich das Cholesterin zu den Körperzellen und Organen transportiert, wo es gebraucht und weiterverarbeitet wird. Können jedoch die LDL aufgrund von Fettstoffwechsel-Störungen

nicht ausreichend in die Zellen aufgenommen werden, wird das überschüssige LDL-Cholesterin in den Arterien abgelagert.

Das heißt: Das »böse« LDL-Cholesterin, das sich an der Arterieninnenwand ablagert, muß abgebaut werden. Das heißt aber auch: Das »gute« HDL-Cholesterin muß erhalten bleiben. Denn das HDL-Cholesterin übt eine wichtige Schutzfunktion im Körper aus: Es sorgt für den Abtransport von nicht mehr benötigtem Cholesterin aus den Körperzellen zur Leber, wo es so umgebaut wird, daß es mit der Gallenflüssigkeit über den Darm ausgeschieden werden kann.

Im Klartext: Hohe LDL-Werte erhöhen das Herzinfarkt-Risiko. Hohe HDL-Werte verringern es.

Welche Lebensmittel enthalten viel Cholesterin?

Grundsätzlich ist in allen tierischen Lebensmitteln Cholesterin enthalten, die pflanzlichen Lebensmittel dagegen enthalten gar keins. Spitzenreiter unter den cholesterinreichen Lebensmitteln ist das Ei. Ein einziges Ei enthält 300 Milligramm Cholesterin – das ist die Tageshöchstmenge, die man bei einer gesunden Ernährung maximal aufnehmen sollte! Tatsächlich nehmen die meisten Menschen täglich rund 500 Milligramm Cholesterin auf – entschieden zuviel.

Weitere cholesterinreiche Lebensmittel:

- Innereien (Leber, Nieren, Herz, Zunge),
- Tierische Fette (Butter, Schmalz),
- Fettreiche Milchprodukte (Sahne, Käse),
- Fleisch und Wurst,
- Krusten- und Schalentiere.

Die große Leistung des kalt gepreßten Olivenöls besteht darin, daß seine einfach und mehrfach ungesättigten Fettsäuren das »böse« LDL-Cholesterin bekämpfen, ohne dem »guten« HDL-Cholesterin zu schaden.

Statistiken beweisen, daß das Senken des Cholesteringehalts das Herzinfarkt-Risiko deutlich verringert.

Wird der Cholesteringehalt nur um 1 Prozent gesenkt, vermindert sich das Risiko einer gefäßbedingten Herzerkrankung schon um 2 bis 3 Prozent.
Die Reduzierung des Cholesterinspiegels ist somit das allerwichtigste, was Sie zur Vorbeugung einer Arteriosklerose tun müssen. Und das geht mit Olivenöl ganz einfach!

Schutz auch durch andere Inhaltsstoffe im Olivenöl

Die ungesättigten Fettsäuren im Olivenöl schützen also vor dem »bösen« Cholesterin. Aber, so hat man in jüngsten Forschungen herausgefunden, im Olivenöl stecken weitere wertvolle Schutzstoffe: die natürlichen Antioxidantien.
Als Antioxidantien bezeichnet man jene Inhaltsstoffe im Olivenöl, die einer unerwünschten LDL-Oxidierung in der Arterienwand entgegenwirken und damit die Arterien zusätzlich vor der gefährlichen Arteriosklerose schützen.

Die Antioxidantien

- Das reichlich vorhandene Vitamin E.
  Ein hoher Vitamin-E-Gehalt schützt die Zellen und steigert die Widerstandsfähigkeit gegen Oxidation. Damit senkt Vitamin E das Arteriosklerose-Risiko. In epidemiologischen Studien wurde dokumentiert, daß hohe Gaben von Vitamin E über einen Zeitraum von mindestens zwei Jahren das Risiko stark herabsetzten, an einer Herzgefäßkrankheit zu erkranken.

- Die sekundären Pflanzenstoffe wie Phenole und Flavonoide, das sind Mikro-Inhaltsstoffe im Öl, die für seinen unverwechselbaren Duft und Geschmack verantwortlich sind.

Sie kommen auch in anderen pflanzlichen Lebensmitteln vor und wirken als Farb-, Geruchs- und Geschmacksstoffe. Durch ihre besondere chemische Struktur haben sie die Fähigkeit, »freie Radikale« abzufangen. »Freie Radikale« sind abgespaltene Bruchstücke von Molekülen, die die menschlichen Zellen angreifen und nachhaltig schädigen. So tragen sekundäre Pflanzenstoffe ebenfalls dazu bei, eine Oxidation zu verhindern.

Wie wichtig es ist, die gefährliche Oxidation zu bekämpfen, drückt ein Rostocker Umweltmediziner drastisch aus: »Der Oxidationsmüll landet in allen langlebigen Organen wie Haut, Herz und Gehirn, der Mensch rostet förmlich und wird ranzig.«

Olivenöl mit seinem hohen Anteil an natürlichen Antioxidantien hat die Fähigkeit, den schlimmsten Zellschädigungsfaktor, den sogenannten oxidativen Streß, auszuschalten.

Da nicht nur im Olivenöl, sondern auch in Obst und Gemüse eine Vielzahl jener wertvollen sekundären Pflanzenstoffe enthalten ist, die als Antioxidantien wirken, bietet eine entsprechende Ernährung einen zusätzlichen Schutz vor Arteriosklerose und Herzinfarkt. Die sekundären Pflanzenstoffe verstärken außerdem die schützende Wirkung der Vitamine.

Antioxidantien schützen auch vor Krebs

Wissenschaftler sind inzwischen überzeugt von einer weiteren wichtigen Funktion der Antioxidantien: Sie wirken auch vielen Tumor-Erkrankungen entgegen.
Zahlreiche wissenschaftliche Studien belegen bereits, daß der regelmäßige Konsum von viel Gemüse und Obst der Entstehung von Krebserkrankungen vorbeugen kann, denn die Immunreaktion wird durch die antioxidante Wirkung der sekundären Pflanzenstoffe deutlich aktiviert, und die DNS (sie ist Träger der genetischen Informationen) ist besser geschützt.

Durch den regelmäßigen Verzehr von Olivenöl, Obst und Gemüse kann die Entstehung vieler Zivilisationskrankheiten verhindert und sogar Krebserkrankungen vorgebeugt werden.

Ein Wissenschaftler von der Bundesforschungsanstalt für Ernährung in Karlsruhe sagt: »Sekundäre Pflanzenstoffe hemmen die Entstehung von freien Radikalen im Organismus und beeinflussen den Blutzucker- und Serumcholesterinspiegel.«

Die wichtige Funktion der Vitamine

Eine generelle Ernährungsumstellung auf die mediterrane Kost bietet also, wie wir gesehen haben, viele Vorteile: Sie enthält wenig gesättigte Fettsäuren, da wenig Fleisch gegessen wird. Dafür hat sie einen hohen Gehalt an den gesunden, ungesättigten Fettsäuren, an komplexen Kohlenhydraten und Ballaststoffen in Obst und Gemüse.
Im Gegensatz zu den Mittelmeerländern sind bei uns 80 Prozent der Nahrungsmittel vorgefertigt oder konserviert. Die Folge: Sie weisen einen zu hohen Gehalt an Nitraten – gefährliche Feinde der Vitamine – aus. Dies führt zu einem bedrohlichen Verlust an Vitaminen und damit wiederum zu oxidativem Streß – der negative Kreislauf ist geschlossen.

Eine ausgewogene, gesunde und vitaminreiche Ernährung kann gar nicht hoch genug eingeschätzt werden.

Denn Vitamine, allen voran das Vitamin E, das so reichlich im Olivenöl enthalten ist, bieten einen idealen Schutz vor krankhaften Veränderungen.

Bluthochdruck vermeiden – mit Olivenöl

Fest steht: Tierische Fette lassen den Blutdruck steigen, pflanzliche Fette senken ihn! Das Olivenöl mit seinem hohen Anteil an einfach ungesättigten Fettsäuren wirkt also »besänftigend« auf den zu hohen Blutdruck und normalisiert ihn.
Wer einen zu hohen Blutdruck hat, sollte nicht versäumen, die weiteren Vorteile der Mittelmeerdiät zu nutzen: Kohlenhydrate, Ballaststoffe und Mikro-Nährstoffe (enthalten etwa auch in Obst, Gemüse und Getreideprodukten) wirken sich ebenfalls positiv auf den Blutdruck aus. Damit beseitigen Sie einen weiteren Risikofaktor für Arteriosklerose und die gefährlichen Herzgefäßkrankheiten.

Übergewicht reduzieren – mit Olivenöl

Wir reden hier natürlich nicht von dem Pfündchen zuviel auf der Waage, das sich mal nach einem guten Essen einstellt. Hier geht es um Übergewicht, das den gesamten Organismus belastet und vielen schwerwiegenden Erkrankungen den Weg bereitet.

Wer Übergewicht vermeidet, eliminiert einen bedeutenden Risikofaktor für Arteriosklerose.

Auch hier wieder der Rat: Vermeiden Sie tierische Fette, reduzieren Sie Ihren täglichen Fettkonsum. Steigen Sie auf pflanzliche Fette um. Verwenden Sie Olivenöl mit seinen wertvollen Inhaltsstoffen. So schlagen Sie gleich zwei Fliegen mit einer Klappe: Sie bekämpfen das Übergewicht und tun etwas für Ihre Gesundheit.
Bei einem Symposium führender Mediziner und Ernährungswissenschaftler im Sommer 1998 auf Capri waren sich die Wissen-

schaftler aus aller Welt einig: Bei der Vorbeugung gegen gefäßbedingte Herzerkrankungen und von Risikofaktoren wie Diabetes, Thrombose, Übergewicht sowie zur Vorbeugung gegen Krebs spielt die Ernährung eine immens wichtige Rolle. Die mediterrane Küche zur Vorbeugung gegen viele Krankheiten wurde daher von den Wissenschaftlern als beispielhaftes Ernährungsmodell für alle Menschen propagiert.

Eine Ernährung mit mediterraner Kost – reich an ungesättigten Fettsäuren und an komplexen Kohlenhydraten – schützt Sie vor Gewichtszunahme und hilft Ihnen beim Abnehmen.

Kurz gesagt: Weniger gesättigte Fettsäuren, weniger Salz, weniger Cholesterin, dafür mehr Ballaststoffe – so kurbeln Sie Ihren Energieverbrauch an. Mit allen notwendigen Nährstoffen werden Sie optimal versorgt. Sie bleiben fit und gesund. Denn wer langfristig dem Übergewicht zu Leibe rückt, senkt auch das Krebsrisiko! Auf den direkten Zusammenhang zwischen falscher Ernährung und Krebserkrankungen gehe ich im nächsten Kapitel »Schutz vor Krebs durch Olivenöl« genauer ein.

Olivenöl – ideal auch für Diabetiker

Bis zum Jahr 2010, so wurde kürzlich von der Weltgesundheitsorganisation (WHO) prognostiziert, wird es weltweit 50 Prozent mehr Diabetiker geben. Allein in Deutschland wären das sechs bis sieben Millionen! Eine erschreckende Zahl, denn noch immer sterben unzureichend behandelte Diabetiker zu 50 Prozent an den Folgen der Arteriosklerose.

Gemüse, Getreide, Olivenöl: Diabetiker werden mit der Mittelmeerdiät optimal versorgt.

Tierische Fette werden bei der mediterranen Kost weitgehend vermieden, damit beugen Sie Übergewicht vor – dem schlimmsten Feind jedes Diabetes-Patienten. Das Olivenöl versorgt Sie mit den wichtigen ungesättigten Fettsäuren und schützt Sie vor zuviel Cholesterin.

Olivenöl senkt den Blutzuckerspiegel

Die mediterrane Kost mit Olivenöl als Hauptfettquelle ist die sinnvollste Ernährungsweise für Diabetes und die damit einhergehenden Störungen, wie beispielsweise Insulinresistenz und Bluthochdruck.
Das war das Resultat von mehreren Untersuchungen der Abteilung für klinische und experimentelle Medizin an der Universität Neapel. Professor Mario Mancini lieferte mit seinen Studien den Beweis: Eine Ernährung, die reich an Olivenöl ist, wenig gesättigte Fettsäuren sowie einen mäßigen (!) Anteil an Kohlenhydraten und Ballaststoffen aus Obst, Gemüse und Getreide enthält, ist die wirksamste Diät für Diabetiker. Mancini drückt das mit einfachen Worten so aus: Je höher der Olivenölverzehr, desto niedriger der Blutzuckerspiegel.
Erstaunlich war dabei für die an den Studien beteiligten Wissenschaftler ein weiteres Resultat, das sie nicht erwartet hatten: Der durchschnittliche systolische Bluthochdruck war in der Testgruppe, die viel Olivenöl verwendete, sehr viel niedriger (der systolische Blutdruckwert bezeichnet die Phase der Zusammenziehung des Herzmuskels, der diastolische Wert die Phase der Erschlaffung).

Insulinunabhängige Diabetes-Patienten sollten sich nicht auf eine fettarme Ernährung umstellen, sondern Kohlenhydrate zum Teil durch Olivenöl ersetzen.

Ein Wissenschaftler stellte fest: »Diabetiker können vor dem Risiko des vermehrten Blutzuckergehaltes und anderen Komplikationen durch einen gesteigerten Verzehr von Olivenöl geschützt werden.«

Bei mediterraner Kost mit Olivenöl im Mittelpunkt haben Sie auch als Diabetiker nie das Gefühl, auf all das verzichten zu müssen, was Ihnen schmeckt. Sie ist für ihre Vielseitigkeit bekannt und berühmt.

Thrombose-Risiko verringern mit Olivenöl

Noch einen weiteren nicht zu unterschätzenden Effekt hat Olivenöl: Durch eine Ernährung, die weitgehend auf pflanzliche Fette umgestellt wird, reduziert sich das Thrombose-Risiko – das bewirken die zahlreich vorhandenen, einfach ungesättigten Fettsäuren. Mediziner empfehlen deshalb Olivenöl auch zur Vorbeugung von Thrombose.

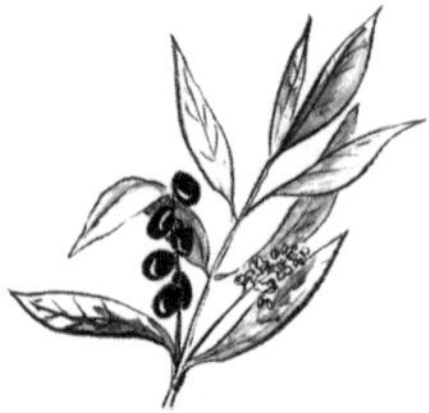

Schutz vor Krebs durch Olivenöl

Alle Jahre wieder gehen Meldungen von mehr oder weniger phantastischen Wundermitteln gegen Krebs durch die Presse. Sie erregen die größte Aufmerksamkeit und entfachen immer neue Diskussionen. Denn Krebs ist nach wie vor das große Schreckgespenst: In Europa sterben rund 20 Prozent aller Menschen an Tumorerkrankungen.
Ein Wundermittel ist entgegen dieser anderslautenden Meldungen nicht in Sicht. Viele Zusammenhänge sind noch nicht bis ins letzte Detail geklärt, die Forschung läuft überall noch auf Hochtouren. Dem Krebs vorzubeugen ist daher ein vordringliches Ziel der Mediziner und Wissenschaftler.

Die Rolle der Ernährung in der Krebs-Vorbeugung

Über eines sind sich alle führenden Krebsforscher einig: Die Ernährung spielt in der Vorbeugung gegen Krebserkrankungen eine eminent wichtige Rolle, und zwar nicht nur für Tumor-Erkrankungen des Verdauungssystems, sondern auch für andere Krebsarten.

Bei rund 35 Prozent aller Menschen, die an Krebs sterben, ist die falsche Ernährung ein ganz wesentlicher Faktor bei der Entstehung des Karzinoms, besonders bei Prostata- und Dickdarmkrebs.

Interessant ist in diesem Zusammenhang wieder ein Vergleich: In Nord- und Westeuropa sterben generell mehr Menschen an Krebs als in den Mittelmeerländern. Ahnen Sie inzwischen schon den Grund? Natürlich – es ist die mediterrane Kost! In diesen Ländern werden sehr wenig tierische Fette konsumiert, das Olivenöl ist die Hauptfettquelle.
Beispiel Dickdarmkrebs: In Griechenland, Spanien und Süditalien ist er äußerst selten; nur wenige Menschen sterben daran. Das bedeutet ganz offensichtlich: Das Olivenöl ist in der Lage, sogar vor Krebs zu schützen.

Übergewicht – Risikofaktor auch bei Tumoren

Da aufgrund neuester wissenschaftlicher Erkenntnisse Übergewicht ein eindeutiger Risikofaktor für viele Krebserkrankungen ist, spielt auch die Normalisierung des Körpergewichts bei der Vorbeugung gegen Krebs eine entscheidende Rolle. Folgende Krebsarten werden bei ihrer Entstehung erwiesenermaßen durch Übergewicht beeinflußt:

- Brustkrebs nach der Menopause,
- Prostatakrebs,
- Krebs der Gebärmutterschleimhaut,
- Gallenblasenkrebs,
- vermutlich auch Nierenzellenkrebs und Gebärmutterhalskrebs.

Deshalb empfehlen die Fachleute: überflüssige Pfunde abbauen, denn die Reduzierung des Übergewichts ist ein entscheidender Faktor in der Krebsvorbeugung.

Die Mittelmeerdiät eignet sich durch ihre gesunde, ausgewogene und abwechslungsreiche Kost geradezu ideal für die Gewichtsabnahme.

In zahlreichen Studien konnte auch ein Zusammenhang zwischen dem Gesamtfettgehalt der Nahrung und verschiedenen Tumorerkrankungen, insbesondere Dickdarm-, Brust-, Gebärmutterschleimhaut-, Eierstock- und Prostatakrebs, nachgewiesen werden.

Mediterrane Küche senkt das Krebs-Risiko

Bei einem Mediziner-Kongreß in Capri im Sommer 1998 kamen die Experten verschiedener Fachbereiche einstimmig zu folgendem Ergebnis in bezug auf eine optimale Ernährung in den Industrieländern: Mit einer langfristigen und stärkeren Reduzierung der Fettaufnahme kann Übergewicht abgebaut und somit das Krebsrisiko gesenkt werden – insbesondere reduziert sich das Risiko, an Brustkrebs zu erkranken.
Doch nicht nur die Menge der aufgenommenen Fette spielt eine Rolle, sondern auch die Art der Nahrungsfette ist von entscheidender Bedeutung.

Ein hoher Pro-Kopf-Verbrauch von tierischen Fetten trifft sich in der Statistik mit einer hohen Sterbeziffer an Dickdarm-, Prostata-, Brust- und Eierstockkrebs.

Olivenöl schützt vor Brustkrebs

Zahlreiche Studien belegen bereits, daß sich der regelmäßige Konsum von Olivenöl positiv bei der Vorbeugung gegen Brustkrebs auswirkt.

Einer der Präsidenten der »Italienischen Liga für den Kampf gegen den Krebs« (*Lega italiana per la lotta contro i tumori*), der an einer weiteren Studie über den Zusammenhang zwischen Olivenöl und seiner Schutzwirkung vor Tumorerkrankungen arbeitet, sagte mir: »Frauen, die reichlich Olivenöl verbrauchen, sind eindeutig besser gegen Brustkrebs geschützt!« Wichtig sei dabei, darauf zu achten, daß das Olivenöl nicht älter als ein Jahr ist.
Eine Frauenärztin und Naturmedizinerin, die sowohl in Deutschland als auch in Italien praktiziert, empfiehlt den täglichen Konsum von kalt gepreßtem Olivenöl zur Vorbeugung gegen Brustkrebs und zur Prophylaxe auch bei Mastopathie (Brustgewebeverdichtung), verbunden mit Gaben von Selen und Vitamin B; eine Therapie, die auch bei allen bereits an Brustkrebs erkrankten Patientinnen den Heilungsprozeß verstärken kann.

Die ungesättigten Fettsäuren im Olivenöl sind ein wichtiger Bestandteil für das Abwehrsystem gegen zellschädigende freie Radikale.

Auch die Ärztin betont: Olivenöl, das seine volle Heilkraft entwickeln soll, muß möglichst frisch sein, keinesfalls älter als ein Jahr.

Natürliche Feinde des Krebs

Bei der Mittelmeerdiät mit Olivenöl als Basis treffen viele Faktoren, die der Entstehung von Karzinomen vorbeugen, zusammen:
So senken zum Beispiel komplexe Kohlenhydrate und Ballaststoffe das Risiko, an Krebs zu erkranken. Es ist erwiesen, daß ballaststoffreiche Lebensmittel vor allem vor Dickdarmkrebs schützen.

- Die mediterrane Küche verwendet viel Brot, Teigwaren und Reis: Getreideprodukte haben eine besondere Schutzwirkung vor Dickdarm-, Brust-, Gebärmutterschleimhaut- und Prostatakrebs.

- Zur mediterranen Kost gehört ebenso viel frisches Obst und Gemüse, das besonders den Verdauungs- und den Atmungstrakt sowie die hormonproduzierenden Organe vor Krebs schützt. Denn in Obst und Gemüse sind zahlreiche antikarzinogene Bestandteile enthalten.

Viel Olivenöl, Obst und Gemüse

Antioxidantien schützen auch vor Krebs – Sie kennen diese nützlichen Inhaltsstoffe bereits vom vorigen Kapitel. Im Olivenöl sind sie reichlich vorhanden. Zudem enthalten Obst und Gemüse antioxidante Vitamine (Vitamin E und C) und Provitamine, weshalb sie zu den natürlichen Feinden des Krebs gehören. Und nicht zu vergessen die sekundären Pflanzenstoffe, die über ein großes antioxidatives Potential verfügen.
Manche dieser sekundären Pflanzenstoffe, wie etwa das Beta-Karotin, wirken sogar auch immunmodulatorisch, das heißt, sie stärken das Immunsystem. Da die meisten der sekundären Pflanzenstoffe ein vorsichtiges Erhitzen ohne Schaden überstehen, ist auch gedünstetes Gemüse immer noch reich an wertvollen Antioxidantien.

Sekundäre Pflanzenstoffe stoppen die Krebsentstehung

Eine Kombination all dieser Faktoren in der mediterranen Kost ist es vermutlich, so glauben die modernen Krebsforscher, was die unumstrittene Schutzwirkung ausmacht. Alle ernstzunehmenden Ernährungswissenschaftler sind aufgrund zahlreicher Studien vom Schutzeffekt von Obst und Gemüse im Hinblick auf Tumorerkrankungen absolut überzeugt.

Es wurde beobachtet, daß das Magenkrebs- und Brustkrebsrisiko entscheidend sinkt, wenn täglich größere Mengen an Obst und Gemüse verzehrt werden.

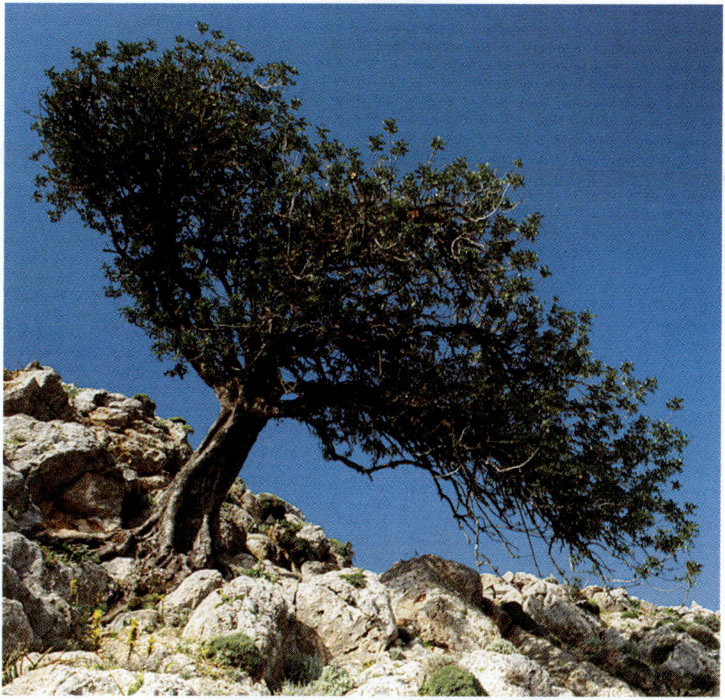

Der Olivenbaum (Olea europaea) wächst auch auf kargem Boden

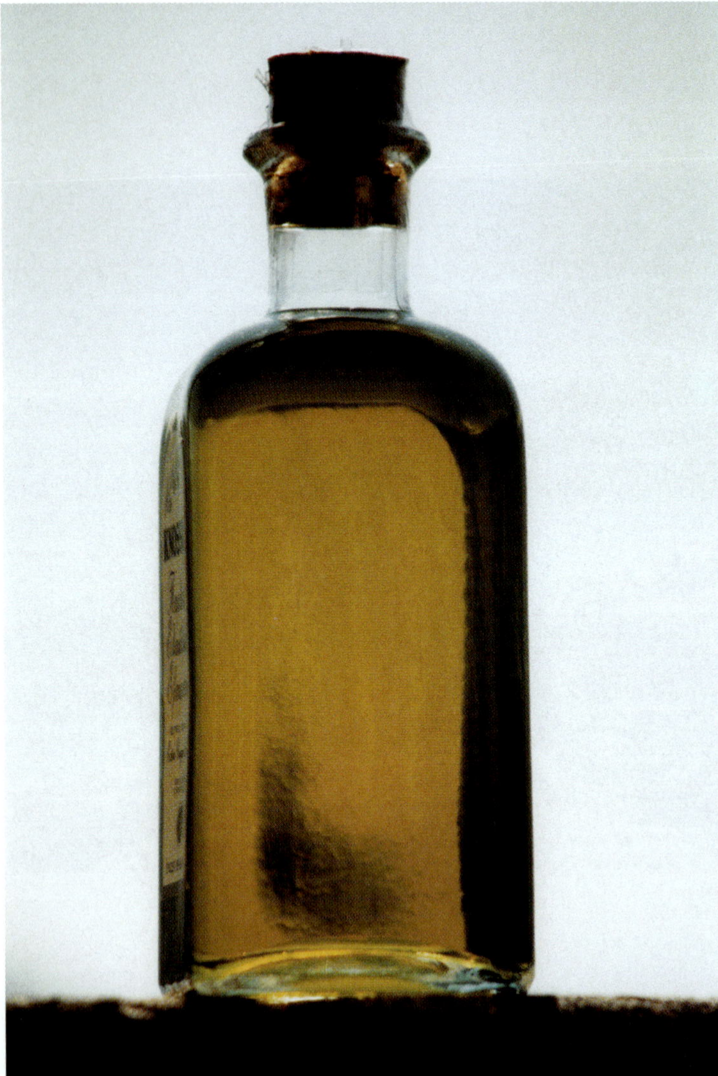

Das fertiggepreßte und abgefüllte Olivenöl bestieht durch seine goldgrüne Farbe

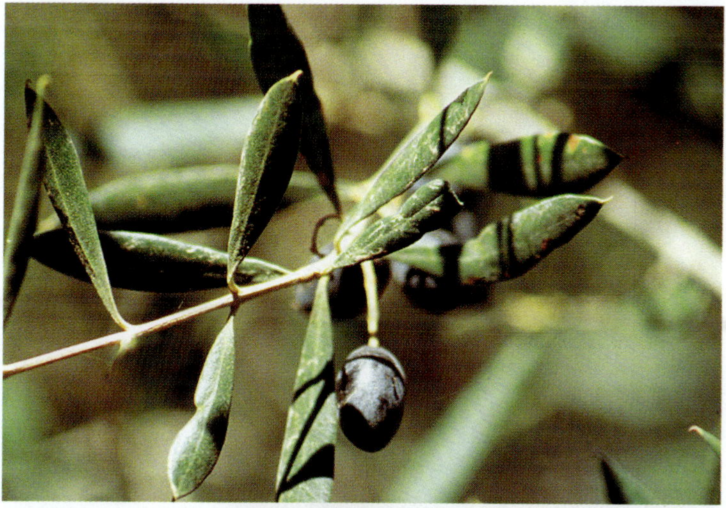

Reife Olivenfrucht am Baum

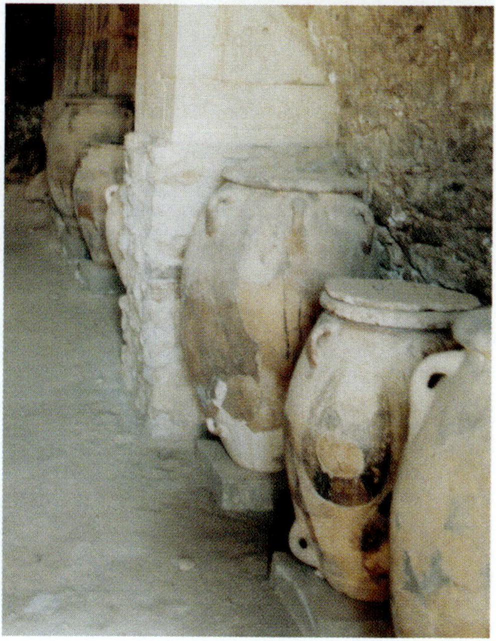

Antike Tonkrüge der Minoer zur Aufbewahrung von Oliven und Öl (Phaistos, Kreta)

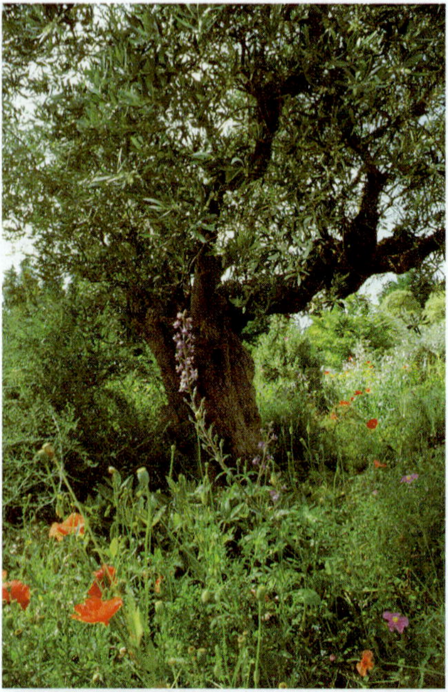

Olivenbaum (Olea europaea) in der sommerlichen Toskana

Blüte des Olivenbaums (Olea europaea)

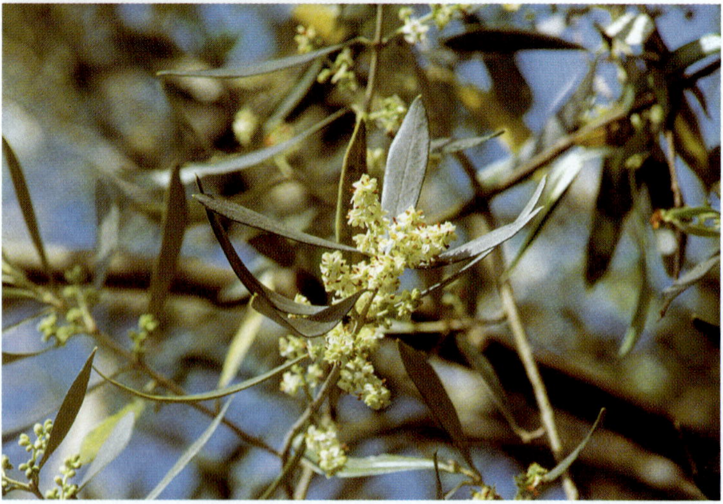

Ein Wissenschaftler stellte fest: »Die sekundären Pflanzenstoffe, wie sie in sämtlichen pflanzlichen Lebensmitteln enthalten sind, können im Prozeß der Kanzerogenese auf nahezu jeder Stufe zu einer Hemmung der Krebsentstehung führen.« Das heißt: Noch während der Entstehung einer Krebserkrankung, von der der Erkrankte möglicherweise noch gar nichts spürt, kann die Entwicklung der Krankheit gestoppt werden.

Traurig, aber wahr: In punkto Gemüseverzehr bildet Deutschland (mit Dänemark) im europäischen Vergleich das Schlußlicht.

Weniger Krebstote durch Umstellung der Ernährung

Der Zusammenhang zwischen Ernährung und der Entstehung bestimmter Krebsformen wird augenblicklich in einer großangelegten europäischen Studie untersucht, der EPIC (European Prospective Investigation into Cancer and Nutrition). Mit dieser bedeutenden Studie, an der Arbeitsgruppen aus ganz Europa mit insgesamt 430000 Probanden beteiligt sind, soll die wissenschaftliche Basis für zukünftige effektive Vorbeugemaßnahmen geschaffen werden – entscheidend für die epidemiologische Forschung der nächsten 20 Jahre. Ziel der Studie ist es, den Einfluß der Ernährung und anderer Lebensstilfaktoren (z.B. Rauchen, Streß) auf die Entstehung bestimmter Erkrankungen zu belegen. Hauptschwerpunkte sind Brust-, Magen-, Darm- und Prostatakarzinome. Der Leiter der Potsdamer EPIC-Arbeitsgruppe sagt: »Klar ist schon heute, daß durch Ernährungsumstellung die Zahl der Krebstoten signifikant gesenkt werden kann.«

Was internationale Wissenschaftler raten

Obwohl die weltweite Forschung in bezug auf die Schutzwirkung einer gesunden Ernährung vor Krebs noch längst nicht abge-

schlossen ist, sind die Erkenntnisse der Experten aufgrund der Ergebnisse bisheriger, umfangreicher Studien bereits soweit gediehen, daß offiziell schon jetzt internationale Empfehlungen zur richtigen Ernährung als Krebsvorbeugung ausgesprochen werden.
Die »American Cancer Society«, die amerikanische Krebs-Gesellschaft, hat ein Sechs-Punkte-Programm zur Krebsvorbeugung ausgearbeitet, das mit den Richtlinien des Programms der Europäischen Kommission »Europa gegen Krebs« nahezu identisch ist:

- Übergewicht vermeiden.
- Gesamtfettaufnahme reduzieren.
- Vielfältige Obst- und Gemüseauswahl als Bestandteil der täglichen Ernährung.
- Mehr ballaststoffreiche Nahrungsmittel wie Vollkorngetreide, Gemüse und Obst.
- Alkoholkonsum einschränken.
- Verzehr von geräucherten, gesalzenen und gepökelten Lebensmitteln einschränken.

Ähnliche Empfehlungen gibt auch das amerikanische »National Cancer Institute«, das außerdem noch genaue Mengenangaben macht: Nicht mehr als 30 Prozent der aufgenommenen Gesamtenergie sollte aus Fett bestehen, und täglich sollten 20 bis 30 Gramm Ballaststoffe mit der Nahrung aufgenommen werden.

Fünfmal täglich für eine bessere Gesundheit

Um der Bevölkerung diese Ratschläge näherzubringen, hat man in den USA ein landesweites Programm gestartet, das in Restaurants und Supermärkten und durch die Medien publik gemacht wird. Es heißt »5-a-day for better health« – fünfmal täglich für eine bessere Gesundheit. Darin wird geraten, überwiegend pflanzliche Lebensmittel zu essen, und zwar mindestens fünfmal pro Tag

etwas Obst und Gemüse und mindestens sechsmal täglich kleinere Portionen Brot, Vollkornprodukte oder Getreide.
Eine Umstellung der Ernährung nach den genannten Kriterien zur Verringerung des Krebsrisikos empfiehlt auch die Weltgesundheitsorganisation (WHO) in dem Konsenspapier »Ernährung bei Prävention und Therapie von Krebs« aus dem Jahr 1997. Obst, Gemüse und Vollkornprodukte sollten Hauptbestandteile der täglichen Nahrung sein, um das Krebsrisiko zu verringern.

Kein Wundermittel – und doch fast ein Wunder

Sie sehen also: Ein Wundermittel gegen Krebs ist das Olivenöl sicher nicht. Und dennoch kann es, wie die Forschungen schon jetzt zeigen, wahre Wunder wirken!

Nutzen Sie die Chance, die Ihnen Olivenöl bei der Krebsvorbeugung bietet.

Olivenöl kann Krebs zwar nicht heilen, aber als Basis und im Einklang mit der mediterranen Diät kann es vielen Krebserkrankungen vorbeugen oder sie hemmen, allem voran den gefährlichen Brustkrebs.

Mit einer ausgewogenen, gesunden, vitaminreichen Ernährung im Sinne der mediterranen Küche und der reichlichen Verwendung von kalt gepreßtem Olivenöl anstelle anderer Fette beugen Sie der Entstehung von Tumoren vor.

- Eine Fachärztin empfiehlt zur regelmäßigen Krebs-Prophylaxe: Verzehren Sie täglich mindestens 2 Eßlöffel frisches, kalt gepreßtes Olivenöl mit Salaten oder Brot, also roh und nicht erhitzt.

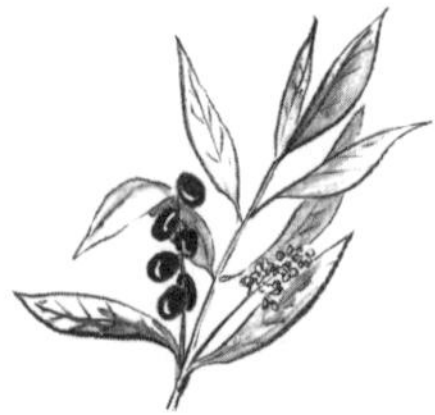

Alte Heilmethoden – wieder hochaktuell

Bei meinen Recherchen zu diesem Buch stieß ich immer wieder auf eine verblüffende Tatsache: Die modernsten Erkenntnisse der Wissenschaft treffen sich oft mit altem Wissen.
In Italien gab es früher in der Apotheke das »Olio medicinale« zu kaufen, ein »medizinisches Olivenöl«, und ein »Olio da bere«, ein »Öl zum Trinken«. Ärzte empfahlen die beiden Öle zum Einnehmen als natürliche Mittel zur Vorbeugung und Heilung von vielen Krankheiten.
Und woraus bestanden dieses vielgepriesene »Olio medicinale« sowie das »Olio da bere«? Aus nichts weiter als aus qualitativ hochwertigem, kalt gepreßtem Olivenöl!

Die alten, erprobten, bewährten Heilmethoden, mit denen man sich die Heilwirkung des Olivenöls zunutze machte, können wir auch heute noch nutzen.

Man kann sogar sagen: Diese alten Heilmethoden sind aktueller denn je – denn mit ihnen können wir die vielen Zivilisationskrankheiten bekämpfen, unter denen wir heute leiden. Also: Zurück zur Natur – mit dem wahren Allheilmittel Olivenöl!
Auf den folgenden Seiten erfahren Sie, gegen welche Beschwerden Olivenöl gezielt einzusetzen ist.

Durchfallerkrankungen

Klingt eher unwahrscheinlich, ist aber dennoch wahr: Olivenöl ist auch ein natürliches Heilmittel gegen Durchfall!
Ich gestehe es offen: Das habe ich selbst nicht geglaubt, bis ich es am eigenen Leib erfuhr. Denn auch ich war überzeugt – wie übrigens viele meiner Mitmenschen –, daß Olivenöl wie alle anderen Fette wie die Pest zu meiden sei, wenn man an einer Durchfallerkrankung leidet.
Mein Umdenken begann mit einer heftigen Magen-Darm-Infektion, die ich einfach nicht in den Griff bekam: Ich mußte starke Medikamente nehmen, um den Durchfall zu stoppen, und außer gesalzenem Haferschleim vertrug ich gar nichts. In meiner Ratlosigkeit und Verzweiflung griff ich auf ein Rezept zurück, das mir eine italienische Freundin schon vor längerer Zeit empfohlen hatte: Reis mit kalt gepreßtem Olivenöl.
Und dann geschah zweierlei. Erstens: Es schmeckte prima nach all dem langweiligen Haferschleim. Zweitens: Der Durchfall hörte prompt auf.
Anschließend fand ich heraus: Dieses Rezept war keine Erfindung meiner Freundin, sondern es handelte sich um ein Patentrezept, das in jeder italienischen Familie bekannt ist. Es ist der Standard-Tip bei Durchfall.
Unzählige Male habe ich diesen Ratschlag inzwischen schon weitergegeben – und jedesmal große Erfolge erzielt. Ich wünsche es Ihnen natürlich nicht, aber falls Sie doch mal in eine solche Situation kommen: Probieren Sie's aus, es funktioniert!
Hier das genaue Rezept, das Ihnen außerdem den Übergang zur normalen Kost erleichtern hilft:

- Weißen Reis mit etwas Salz kochen. Am besten eignet sich die Arborio-Qualität, das ist der italienische Risotto-Rundkorn-Reis, der beim Kochen so schön weich und sämig wird. Über den fertigen Reis ein bis zwei Teelöffel Olivenöl geben, mit etwas Zitronensaft würzen.

Der Reis ist mild und schleimt Magen und Darm ein; das Olivenöl wirkt zu starker Säurebildung entgegen, normalisiert die Darmtätigkeit wieder und gibt der Diät Geschmack; der Zitronensaft sorgt für Vitamine und einen Spritzer Frische. Wenn Sie sich bereits besser fühlen, dürfen Sie zusätzlich noch etwas Parmesankäse über den Reis reiben.

Gallensteine und Gallenkoliken

»Wer heute noch Samenöle benutzt, lebt in der Steinzeit«, formulierte schon vor über 50 Jahren ein anerkannter italienischer Professor in einer medizinischen Publikation. Denn das Olivenöl sei nicht nur ein unentbehrliches Nahrungsmittel, sondern es wirke auch aufgrund seiner therapeutischen Eigenschaften vorbeugend und heilend, zum Beispiel bei Gallensteinen.
Der Professor empfahl kalt gepreßtes Olivenöl,

- weil es bei Menschen, die zu Gallensteinen neigen, vorbeugend wirkt gegen die Steinbildung,
- weil es bei vorhandenen Steinen Schmerzen und Koliken vermeiden hilft und
- weil es dazu beiträgt, vorhandene Steine auszustoßen.

Auch nach einer Operation, bei der die Gallenblase entfernt werden mußte, erweist sich das Olivenöl noch als hilfreich, weil es Koliken vermeiden hilft, die auch nach einem solchen Eingriff noch bei vielen Menschen auftreten.

Mehr Olivenöl – weniger Gallensteine

Moderne epidemiologische Studien bestätigen diesen Zusammenhang: So fand man heraus, daß Gallensteine am seltensten in den Regionen Italiens auftreten, in denen am meisten Olivenöl konsumiert wird.

Da in der Medizin noch nicht endgültig geklärt ist, wodurch und weshalb Gallensteine entstehen, laufen noch viele Forschungsarbeiten zu diesem Thema. Als gesichert gilt jedoch zu diesem Zeitpunkt bereits, daß vor allem zwei Faktoren zur Bildung von Gallensteinen beitragen: cholesterinreiche und extrem fettreiche Kost.
Fest steht auch nach neuesten wissenschaftlichen Erkenntnissen:

- Olivenöl hilft der Gallenblase bei der Entleerung.
- Olivenöl sorgt für eine regelmäßige Verdauung.
- Olivenöl beugt der Entstehung von Gallensteinen vor.

So werden Gallensteine auf natürlichem Weg ausgespült:
Das folgende Rezept empfahlen schon vor 100 Jahren Magen-Darm-Spezialisten in Italien den Gallenkranken, um vorhandene Steine auszuspülen und auf natürlichem Wege aus dem Körper hinauszubefördern. Ein Rezept, das auch heute noch aktuell ist.
Zehn Tage lang wird folgende Kur täglich durchgeführt:

- 2 Eßlöffel Olivenöl morgens eine halbe Stunde vor dem Frühstück mit etwas Zitronensaft vermischt einnehmen. Durch den Zitronensaft verringert sich die Zeit, in der das Öl im Magen bleibt.
- Unmittelbar danach 1 Glas lauwarmes Wasser mit 5 Gramm Magnesiumsulfat (in der Apotheke erhältlich) trinken.
- Wieder ins Bett gehen und sich 20 Minuten lang auf die rechte Seite legen.

Die tägliche Dosis Olivenöl auf bis zu sechs Eßlöffel pro Tag erhöhen.

Gerstenkörner

Als ich die Geschichte von dem 29jährigen Ricardo hörte, der häufig unter einem Gerstenkorn am Auge litt, war ich zunächst äußerst skeptisch. Denn was Ricardo zur Vorbeugung gegen

Gerstenkörner macht, klang mir doch verdächtig nach Aberglaube.
Aber dann las ich in einem alten medizinischen Text »von der Weisheit der Alten und wie sie ihr Wissen um die Wirkungen der Natur praktisch anwandten«. Und was dort stand, deckte sich haargenau mit dem, was ich von Ricardo gehört hatte: Sobald ein Jucken am Augenlid ihn vermuten läßt, daß ein Gerstenkorn im Anzug ist, guckt er tief in die Flasche – in die Olivenölflasche natürlich! Darauf schwört er, denn seither leidet er nicht mehr unter Gerstenkörnern – sie entwickeln sich erst gar nicht mehr. Die heilenden Dämpfe des Öls wirken also auch vorbeugend auf diese Augenkrankheit.

- Die Anwendung: Bei den ersten Anzeichen der Entstehung eines Gerstenkorns das Auge direkt über die geöffnete Olivenölflasche halten. Mehrmals täglich anwenden und fest daran glauben.

Hautkrankheiten

Weil Olivenöl so mild und von großer Reinheit ist und das notwendige Fett liefern kann, ist es auch ein ideales Heil- und Pflegemittel für die Haut. Es hilft nicht nur, die Haut gesund und geschmeidig zu erhalten, sondern macht sie auch widerstandsfähiger gegen Infektionen und läßt kleine Verletzungen schneller abheilen.
Folgendes bewirkt das Olivenöl:

- Es erfrischt und beruhigt die Haut.
- Es wirkt vorbeugend und heilend bei Pickeln, Irritationen, bei Sonnenbrand und kleinen Verbrennungen.

Löst man eine andere Substanz in Olivenöl auf – sei es ein natürlicher Wirkstoff wie Kräuter oder auch ein Medikament –, so sorgt das Olivenöl dafür, daß diese Mittel besser von der Haut aufgenommen werden.

Optimal ist die Verbindung von Olivenöl und rohen Karotten, die als »ideales biologisches Paar« gelten, weil sich die natürlichen Wirkstoffe – Vitamine und Provitamin A – hier so gut verbinden und das Olivenöl die Aufnahme des Carotins in die Haut unterstützt. Die Karotten werden gerieben oder im Mixer püriert und mit dem Olivenöl vermischt.

Neurodermitis

Reiben Sie die betroffenen Hautstellen vorsichtig mit Öl ein, und lassen Sie es möglichst lange einwirken. Testen Sie zuvor an der Innenseite des Unterarms, wie Ihre Haut darauf reagiert.

Schuppen und trockene Kopfhaut

Auch übermäßige Schuppenbildung und trockene Kopfhaut werden heute noch von vielen Hautärzten mit Olivenöl behandelt. Folgendes Rezept habe ich von einer befreundeten Hautärztin, die damit bei ihren Patienten große Heilerfolge erzielen konnte. Lassen Sie sich die angegebene Mischung in der Apotheke zusammenstellen.

- Die Rezeptur: Olium Olivarum ad 100; 2,0 Acidum Salicylum und 3,0 Rhizinusöl.

Tragen Sie diese Mischung abends auf die Kopfhaut auf, wickeln Sie ein Tuch um den Kopf, und lassen Sie die Packung möglichst über Nacht einwirken. Um die Bettwäsche zu schonen, ziehen Sie am besten eine dünne Plastikhaube über den Kopf. Morgens spülen Sie die Packung mit viel klarem Wasser gut aus und waschen die Haare hinterher mit einem milden Shampoo. Diese Kur-Packung sollten Sie drei Wochen lang jeden zweiten Tag anwenden.
Die Öl-Packung ist für viele Patienten, die unter schuppender, trockener Kopfhaut leiden, eine echte Alternative. Viele sind es nämlich leid, ständig Kortison-Präparate anzuwenden, die

schließlich nicht ohne Nebenwirkungen sind, und suchen nach einer natürlichen Lösung für ihr Problem.
Auch wenn sich die Kopfhaut wieder normalisiert hat, sollten Sie von Zeit zu Zeit diese Öl-Packung wiederholen. Finden Sie ganz einfach Ihren eigenen Rhythmus heraus. Besonders im Winter, wenn die Haut durch die Heizungsluft austrocknet und spannt, eine Wohltat!

Magenerkrankungen

Zuviel Magensäure

Daß Olivenöl erstaunliche therapeutische Eigenschaften besitzt, die vor allem positiv auf den Verdauungstrakt wirken, ist schon sehr lange bekannt. Bereits Ende des letzten Jahrhunderts bewiesen Forschungen, was Olivenöl bei Magenkranken bewirken kann. Ein Versuch im Jahr 1889 brachte folgendes Resultat:

- Eine Gruppe von Patienten erhielt eine reine Haferschleim-Diät.
- Eine zweite Patientengruppe bekam zur Haferschleim-Diät zusätzlich Olivenöl.

Das Ergebnis: In der zweiten Gruppe, die zusätzlich Olivenöl erhalten hatte, zeigte sich bei den Patienten eine niedrigere Magensäure-Sekretion als bei der ersten Gruppe mit der reinen Haferschleim-Diät.

Magen- und Zwölffingerdarm-Geschwüre

Da eine hohe Magensäure-Produktion bei der Entstehung von Magengeschwüren eine gravierende Rolle spielt, wurde der Versuch noch weitergeführt.
Jetzt erhielten über 100 Patienten mit Magen- und Zwölffingerdarm-Geschwüren eine Kost, in der alle tierischen Fette durch Olivenöl ersetzt wurden.

Das Ergebnis überzeugte auf ganzer Linie:

- Bei einem Drittel aller Patienten verkleinerten sich die Geschwüre,
- bei über der Hälfte der Patienten vernarbten die Geschwüre, und die Magensäure-Produktion normalisierte sich.

Somit stand eindeutig fest: Mit Olivenöl kann Magen- und Zwölffingerdarm-Geschwüren nicht nur vorgebeugt werden, sondern sie können damit sogar geheilt werden!

Sodbrennen und Magenbrennen

Daß Olivenöl sich normalisierend auf die Magensäure-Produktion auswirkt, ist natürlich für alle Menschen interessant, die über zuviel Magensäure klagen. Saures Aufstoßen, Sodbrennen bis hin zum Erbrechen und Magenbrennen können mit der regelmäßigen Einnahme von Olivenöl wirksam verhindert werden. Denn die Folge einer zu starken Säureproduktion ist häufig eine Gastritis, auch Magenschleimhautentzündung genannt, und Spätfolgen können – wie schon erwähnt – Geschwüre sein. Daher sollten Sod- und Magenbrennen nicht auf die leichte Schulter genommen und frühzeitig bekämpft werden. Olivenöl bildet im Magen und im Zwölffingerdarm eine Schutzschicht und beugt damit zuviel Säure vor.
Wie gut Olivenöl tatsächlich gegen überschüssige Magensäure und ihre unangenehmen Folgen hilft, habe ich übrigens in der eigenen Familie erfahren. Noch vor wenigen Jahren klagte mein Mann regelmäßig über starkes Sodbrennen und traute sich ohne entsprechende Medikamente kaum aus dem Haus. Seit ich meine Küche gänzlich auf Olivenöl umgestellt habe, ist er beschwerdefrei.

- Das Rezept bei Sodbrennen, Magenbrennen, Gastritis, Magen- und Zwölffingerdarm-Geschwüren: Vor jeder Mahlzeit einen Eßlöffel Olivenöl einnehmen.

Magen-Darm-Verstimmungen

Schon im Jahr 1929 empfahl ein norditalienischer Olivenölproduzent Ärzten und Apothekern sein »medizinisches Olivenöl« – das übrigens auch von Vittorio Emanuele III., dem damaligen italienischen König, benutzt wurde, weshalb der Fabrikant sich »königlicher Hoflieferant« nennen durfte – unter anderem mit folgender Begründung:
»Es erleichtert durch seine Aktion die Bewegungen des Magens und des Darmes, es vermeidet Gärungen und Irritationen. Es wirkt bei Darm-Katarrhen, Leberproblemen und chronischer Enteritis.«
Generell gilt: Bei allen Magen-Darmerkrankungen hilft Olivenöl, weil es die Magen-Darm-Tätigkeit unterstützt. Olivenöl ernährt und heilt, stimuliert und säubert den Organismus und reguliert die Verdauungsfunktion. Daher ist es ein ideales Heilmittel gegen jede Art von Verdauungsstörung.

- Zur Vorbeugung und bei leichten Magen-Darm-Verstimmungen wird geraten: zwei Eßlöffel Öl mit ein paar Tropfen Zitrone morgens auf nüchternen Magen oder abends vor dem Schlafengehen einnehmen.

Menstruationsbeschwerden

Weil das kalt gepreßte Olivenöl dank seiner Zusammensetzung einen beruhigenden Effekt hat, wirkt es nicht nur hervorragend auf die Schleimhäute des Darms, sondern auch auf die des Uterus. Frauen, die während ihrer Regel unter Ziehen oder krampfartigen Schmerzen im Unterleib leiden, sollten folgendes Rezept ausprobieren, das, regelmäßig angewandt, vorbeugend und heilend wirkt:

- Während oder vor den Hauptmahlzeiten zwei bis drei Eßlöffel Olivenöl einnehmen.

Mund- und Zahnfleischentzündungen

Bei sämtlichen Entzündungen im Mund können Sie das »Ölziehen« anwenden, ein bewährtes Mittel in der Naturmedizin. Schon die alten Griechen benutzten Olivenöl zur Behandlung von Zahnfleischentzündungen, die Römer wandten es ebenfalls an, um entzündliche Prozesse in Mund und Rachen zu bekämpfen, denn es wirkt desinfizierend und heilend.
Beim »Ölziehen« nehmen Sie einen Eßlöffel Öl in den Mund, spülen damit den gesamten Mundraum aus und ziehen das Öl durch die Zähne – deshalb »Ölziehen« genannt. Nach dem Spülen wird das Öl nicht geschluckt, da es jetzt die Schadstoffe im Mund- und Rachenraum aufgenommen hat, sondern wieder ausgespuckt. Die ganze Prozedur wiederholen Sie noch einmal mit einem Eßlöffel frischem Öl.
Das »Ölziehen« wirkt sehr gut bei Parodontose und bei schlecht heilenden Rissen in den Mundwinkeln und im Zahnfleisch. Es tut gut bei belegter Zunge und macht einen frischen Atem.
Aber darüber hinaus hat es auch einen wohltuenden Effekt auf den gesamten Organismus, vor allem auf Haut, Verdauung und das Immunsystem, da es den Körper entschlackt, entsäuert und entgiftet.

- Wenden Sie das »Ölziehen« am besten morgens vor dem Frühstück an, und zwar regelmäßig über ein bis zwei Wochen.

Nervenstärkung

Viele praktische Ärzte des vorigen Jahrhunderts nannten als wesentliches Motiv für den Konsum von Olivenöl auch seine positive Wirkung auf das Nervensystem. Medizinische Erkenntnis aus dieser Zeit:
»Olivenöl verhindert nervöse Störungen sowie körperliche und geistige Erschöpfung – damit beugt es in schwierigen Lebenssituationen selbst einem Nervenzusammenbruch vor.«

Nerven wie Drahtseile durch Olivenöl?
Nun, zumindest sorgt es für mehr Stabilität, sowohl körperlich als auch seelisch. Schon immer wurde Olivenöl Kranken und Rekonvaleszenten als Aufbaupräparat empfohlen, bei allen Kuren und Diäten als unterstützendes Mittel zur Heilung und zur Wiederherstellung der Aktivität genutzt. »Denn Olivenöl bringt das durch Krankheit oder Diät verlorene Fett zurück, gibt Kraft und Gesundheit und neues Vertrauen, um wieder an das Leben zu glauben.«

Pfropf im Ohr

Wer häufig unter einem unangenehmen Pfropfen im Ohr leidet, kann auch hier leicht mit Olivenöl vorbeugen: In der Apotheke ein Fläschchen mit Pipette kaufen, mit Olivenöl füllen und regelmäßig einige Tropfen in die Ohren träufeln. So vermeidet man, daß ein Pfropf im Ohr überhaupt erst entsteht.

Rekonvaleszenz

Ebenfalls über 100 Jahre alt ist ein Rezept zur Wiederherstellung der Gesundheit und alten Widerstandskraft nach einer schweren Krankheit – zum Beispiel nach Infektionskrankheiten, bei Gewichtsverlust und bei nervöser Erschöpfung:

- Man nehme einmal täglich (zum Mittag- oder Abendessen) zwei bis vier Eßlöffel Olivenöl vor dem Essen oder gleich zu Beginn der Mahlzeit ein. Wer Probleme hat, das Öl pur einzunehmen, kann sich folgendermaßen behelfen: Gekochtes Gemüse, Hülsenfrüchte oder Kartoffeln pürieren, das Olivenöl daruntermengen. Oder das Öl in eine Gemüsesuppe rühren. Immer vor der eigentlichen Mahlzeit essen.

Wochenbett-Massage mit Olivenöl

Junge Mütter sollten täglich bis zum 40. Tag nach der Entbindung eine Ganzkörper-Wochenbett-Massage genießen.

- Dafür mischen Sie 50 Prozent Olivenöl, je 20 Prozent Sesamöl, 20 Prozent Sonnenblumenöl und 10 Prozent Mandelöl.

Das Olivenöl baut das Gewebe auf und festigt es, das Sesamöl erwärmt den Körper (besonders wohltuend in kalten Jahreszeiten!), das Sonnenblumenöl beruhigt Nerven und Gehirn, und das Mandelöl regeneriert die Nerven. Die Massage sollte täglich morgens 40 bis 45 Minuten lang erfolgen. Notfalls, wenn niemand greifbar ist, der Sie massieren kann, können Sie sie auch selbst ausführen.

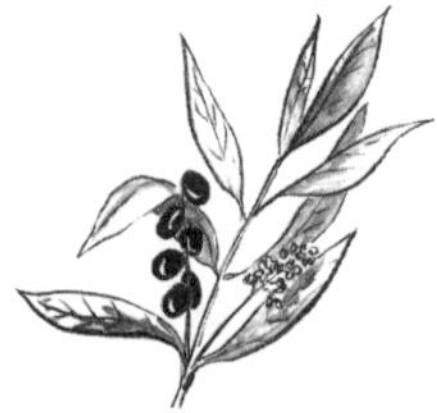

Olivenöl löst Verdauungsprobleme

Es ist ja wirklich ein Kapitel für sich: das Thema Verdauung. Heutzutage gibt es eine große Anzahl von Menschen, die unter mehr oder weniger starken Verdauungsproblemen leiden. Damit ist fast immer eins gemeint: Verstopfung.
Es ist ein Leiden unserer Zeit, und wir zahlen damit den Preis für unsere oft ungesunde Lebensweise. Vor allem Frauen klagen häufig über chronische Verstopfung; Männer haben damit seltener Probleme. Nervosität, Streß und innere Verkrampfungen sind oft auch ein Grund für Darmkrämpfe, die dann wiederum eine Verstopfung nach sich ziehen.

Eine ungesunde Lebensweise fördert Verdauungsstörungen

Viele von uns haben Berufe, die überwiegend sitzend ausgeübt werden. In der Freizeit hocken wir zuviel vor dem Fernseher und bewegen uns – seien wir ehrlich – ganz allgemein viel zuwenig. Und, so seltsam es klingen mag, wir haben verlernt, unseren Körper an einen regelmäßigen Stuhlgang zu gewöhnen. Vor allem aber: Wir ernähren uns falsch.

Mangelnde Bewegung und falsche Ernährung beeinträchtigen die Verdauung.

Wir essen zuviel Fleisch, zu viele Süßigkeiten, viele von uns trinken zuviel Alkohol. Wir nehmen uns zum Essen oft keine Zeit, essen »schnell mal was zwischendurch«, oft Fast food ohne großen Nährwert, wir schlingen es hinunter und wundern uns womöglich, wenn das so lieblos verzehrte Essen kurz darauf wie ein Stein im Magen liegt, wenn die Verdauung streikt und bald überhaupt nichts mehr geht.

Abführmittel machen abhängig

Der nächste Schritt führt dann meist in die Apotheke: Abführmittel werden heutzutage trotz vieler Warnungen geradezu mißbräuchlich benutzt. »Ich kann einfach nicht ohne«, diese Klage hört man oft.
Ein Teufelskreis, denn Abführmittel bringen die normale Darmfunktion völlig durcheinander, führen zu einer Reizung der Darmschleimhaut und verstärken langfristig sogar die Verstopfung, weil der Darm sich so sehr an die künstliche Stimulation gewöhnt hat, daß er sich weigert, überhaupt noch ohne Medikamente zu arbeiten. Die Folge sind immer mehr und immer stärkere Abführmittel ...

Durchbrechen Sie den Teufelskreis!

Ich kenne viele Frauen, bei denen Darmträgheit und schlecht funktionierende Verdauung schon seit Jahren ein leidiges Thema ist.
Manche versuchen, der Misere mit natürlichen Mitteln Herr zu werden; sie essen – soll ja gut sein – Joghurt und Kleie, soviel sie nur können, ändern aber weder ihre Lebensweise noch ihre sonstigen Ernährungsgewohnheiten.
Doch es geht kein Weg daran vorbei: Wer das Problem wirklich

dauerhaft in den Griff bekommen will, muß den Teufelkreis durchbrechen: Sie müssen bereit sein, Ihre Ernährung umzustellen und grundsätzlich gesünder zu leben. Nur dann ist das meist mehr als lästige Thema eines Tages tatsächlich kein Thema mehr!

Nur eine Umstellung der Ernährung kann die Verdauung dauerhaft regulieren.

Verabschieden Sie sich zunächst auch von dem Gedanken: einmal täglich muß sein! Das ist Unsinn. Finden Sie statt dessen Ihren eigenen Rhythmus heraus! Von zweimal täglich bis zu dreimal wöchentlich ist alles normal.

Pflanzliche Kost fördert die Verdauung

Kein Zweifel: Viel Obst und Gemüse fördern ebenso wie Getreideprodukte die Verdauung. Wer sich überwiegend von pflanzlicher Kost ernährt, hat generell weniger Probleme mit der Verdauung und einen geregelteren Stuhlgang als die zivilisationsgeschädigten Bewohner westlicher Industrienationen, die überwiegend tierische Fette zu sich nehmen.
Geht Ihnen schon ein Licht auf? Natürlich! Auch bei Verdauungsproblemen ist die mediterrane Kost mit dem kalt gepreßten Olivenöl die Lösung – und zwar nicht nur eine kurzfristige Scheinlösung, sondern die Dauerlösung.

Olivenöl bei Verstopfung

Wenn Sie Ihre Ernährung auf die Mittelmeer-Kost umstellen, tun Sie den wichtigsten Schritt, um Ihren Körper an eine normale und geregelte Verdauung zu gewöhnen. Denn die mediterrane Kost enthält alles, was Ihr Problem lösen kann und einer Verstopfung nicht nur vorbeugt, sondern sie auch behebt:

- Kalt gepreßtes Olivenöl fördert die Verdauung ohne unangenehme Nebenwirkungen. Es ist gut verträglich und beseitigt auf sanfte Weise die Verstopfung, ohne den Darm zu reizen oder sonstwie durcheinanderzubringen. Wer es in der normalen Kost reichlich verwendet, hat keine Probleme mehr mit der Verdauung.
- Viel Gemüse und Kartoffeln, viele frische Salate, viel frisches Obst, viele frische Kräuter und vollwertige Getreideprodukte: Sie enthalten die Ballaststoffe, die der Darm braucht, um seinen Funktionen nachkommen zu können. Wichtig: Gewöhnen Sie Ihren Körper langsam an die ballaststoffreiche Kost. Gerade ein strapazierter und bislang überforderter Darm reagiert leicht mit Blähungen, wenn Sie ihm zuviel auf einmal zumuten. Probieren Sie aus, ob Sie zum Beispiel Vollkornbrot gut vertragen. Obwohl es unbestritten gesund ist, reagieren viele Menschen mit Blähungen darauf.
- Nehmen Sie sich Zeit zum Essen, und kauen Sie jeden Bissen gründlich! Fünf kleine Mahlzeiten pro Tag sind besser als zwei oder drei große.
- Trinken Sie viel! 1,5 bis 2 Liter pro Tag sind wünschenswert. Das ist besonders wichtig bei ballaststoffreicher Kost. Am besten sind Mineralwasser und Kräutertees. Wer unter Blähungen leidet, sollte auf Fenchel- und Kümmeltee ausweichen.
- Und noch ein Zusatz-Tip: Bewegen Sie sich mehr! Verzichten Sie beispielsweise auf den Aufzug, und scheuen Sie nicht das Treppensteigen, bloß weil Sie vielleicht ein bißchen aus der Puste kommen. Das tut Ihnen gut! Gehen Sie öfter wieder mal zu Fuß, und fahren Sie mit dem Fahrrad zur Arbeit oder zum Einkaufen.

Heilung auch in schweren Fällen

Seit Hunderten von Jahren wird kalt gepreßtes Olivenöl in den südlichen Ländern als wirksames, natürliches Mittel gegen Verstopfung empfohlen und angewandt. Selbst bei hartnäckiger und

chronischer Verstopfung erzielt man mit ihm den erwünschten Erfolg.
Dieses Rezept kennt in Italien jeder, denn es ist ein uraltes Naturheilmittel: Man nehme morgens auf nüchternen Magen oder abends vor dem Zubettgehen ein bis zwei Eßlöffel Olivenöl ein, denn es wirkt regulierend auf die Verdauung.

Olivenöl hilft auch bei hartnäckiger Verstopfung auf natürliche und schonende Weise.

Die für Sie richtige Menge müssen Sie selbst herausfinden – oft reicht schon ein Eßlöffel aus. Ist die Verstopfung sehr hartnäckig, kann man die Menge auf bis zu drei Eßlöffel steigern, aber auch mehr ist nicht schädlich! In einem alten italienischen Rezept werden bei »schlimmer Verstopfung« 100 bis 150 Gramm Olivenöl auf nüchternen Magen empfohlen.
Sie brauchen übrigens keine unerwünschten Nebeneffekte zu befürchten! Olivenöl verursacht keinen Durchfall, wie es viele künstliche Abführmittel tun. Das Olivenöl sorgt nur dafür, daß der Stuhl weicher und geschmeidiger wird, so daß eine bessere Passage durch den Darm gewährleistet ist.

Olivenöl auch während und nach der Schwangerschaft

Während der Schwangerschaft klagen Frauen häufig über Verstopfung. Auch für sie ist kalt gepreßtes Olivenöl ein rundum ideales Mittel, um die Verdauungsprobleme zu beseitigen – auf ganz natürliche Weise.

- Morgens auf nüchternen Magen oder abends vor dem Schlafengehen 1 bis 2 Eßlöffel Olivenöl helfen der Verdauung auf die Sprünge (siehe oben).

Auch stillende junge Mütter, die ja wegen möglicher Nebenwirkungen ganz besonders vorsichtig mit Abführmitteln sein müssen, können unbesorgt zum Hilfsmittel Olivenöl greifen, wenn sie unter Verstopfung leiden: Es ist naturbelassen und leicht und unterstützt, aber stört nicht die normalen Darmfunktionen. Außerdem ist es wegen seiner wertvollen Inhaltsstoffe gesund für Mutter und Kind.

Olivenöl kann auch während der Schwangerschaft verwendet werden, da es vollkommen natürlich wirkt und keinerlei schädliche Nebenwirkungen hat.

Tip: Fügen Sie dem Olivenöl ein paar Tropfen Zitronensaft zu. Vielen Menschen, die nicht an den intensiven Geschmack des Öls gewöhnt sind, fällt das Einnehmen von purem Olivenöl dann leichter, weil es durch den Zitronensaft frischer schmeckt – ein bißchen in Richtung Salat-Marinade.

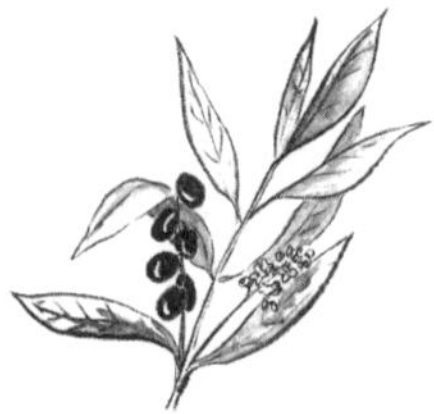

Natürlich gesund – Olivenöl auch für Kinder

Für viele Menschen in Mitteleuropa ist es sicher ungewohnt, sich vorzustellen, daß Olivenöl eine wichtige Rolle in der Kinderernährung spielt. In den Mittelmeerländern jedoch weiß man seit alters von seiner Bedeutung gerade auch für Kinder, und man nutzt dieses Wissen und gibt es weiter an die nächste Generation. Es gibt keinen Grund, von dieser Praxis abzuweichen, denn in vielen wissenschaftlichen Untersuchungen wird die große Bedeutung des Olivenöls für die Kinderernährung immer wieder aufs neue hervorgehoben.

Olivenöl – fast so gesund wie Muttermilch

In seiner Zusammensetzung ähnelt Olivenöl der Muttermilch. Im Vergleich: Muttermilch ist reich an ungesättigten Fettsäuren (über 50 Prozent); im Olivenöl stecken insgesamt rund 80 Prozent. Muttermilch enthält das Spurenelement Eisen und den Mineralstoff Kalzium, unentbehrlich für den Stoffwechsel und den Aufbau von Körpersubstanzen. Beide Stoffe kommen auch im Olivenöl vor. 100 Gramm der fettreichen Muttermilch enthalten 747 Kalorien (Olivenöl 900) – wichtig für den enormen Energiebedarf des Säuglings.

Olivenöl ist leicht verdaulich und sehr bekömmlich, es wird vom Körper gut verarbeitet und fördert das Wachstum und den Knochenaufbau. In den Mittelmeerländern wurde hochwertiges, kalt gepreßtes Olivenöl schon immer als äußerst wirksames Mittel gegen Rachitis und bei Mineralstoffmangel empfohlen.
Kinderärzte empfehlen es wegen seiner optimalen Verwertbarkeit als das ideale Nahrungsmittel für Babys und Kinder.

Olivenöl gleicht einen Mangel an Mineralstoffen und Vitaminen aus.

Mit dem Olivenöl erhält das Kind dieses überaus gesunde Fett mit lebenswichtigen, einfach und mehrfach ungesättigten Fettsäuren, mit wertvollen Vitaminen und Mineralstoffen.
Schon vor vielen Jahren haben Wissenschaftler herausgefunden: In Regionen, in denen vor allem tierische Fette benutzt werden, zeigen sich oft schon bei kleinen Kindern Vergrößerungen und Funktionsstörungen der Leber!
Bei Kindern dagegen, die hauptsächlich Olivenöl erhalten, treten diese Störungen nicht auf. So erweist es sich gerade auch im Entwicklungsstadium als idealer Fett-Nährstoff. Besonders körperlich schwache Kinder werden durch Olivenöl gesundheitlich stabiler und kräftiger.

Olivenöl macht schwache Kinder stark

Olivenöl erfüllt also hinsichtlich seiner Zusammensetzung alle Anforderungen, die man an ein gesundes Nahrungsmittel für Kinder stellt. Vom physiologischen Standpunkt aus betrachtet ist Olivenöl das am besten geeignete Fett für Kinder.
Auch Säuglinge und sogar Neugeborene können von diesem Öl profitieren: Müttern, die nicht stillen können, rieten Kinderärzte früher in Italien, die Spezialmilch oder die Fertignahrung mit kalt gepreßtem Olivenöl anzureichern – ein überliefertes Rezept, das aber bis in unsere Zeit nichts an Aktualität eingebüßt hat, und

das gilt ganz sicher nicht nur für Italien. Eine bekannte Frauenärztin und Naturmedizinerin etwa empfiehlt ihren Patientinnen, die nicht stillen, zur Kräftigung und Unterstützung des Wachstums täglich einige Tropfen hochwertiges Olivenöl in ein Fläschchen mit Reisschleim und Mandelmus (gibt's im Reformhaus) zu verabreichen.

Olivenöl erleichtert die Umstellung

Olivenöl ist auch das ideale Nahrungsmittel, wenn junge Mütter mit dem Stillen aufhören und das Baby an normales Essen gewöhnt werden soll. Das Rezept ist nicht neu, doch immer noch ein heißer Tip:

- Geben Sie regelmäßig dem Babybrei ein bis zwei Teelöffel Olivenöl zu. Ganz gleich, ob es sich um Milchbrei, püriertes Gemüse, Kartoffeln, Nudeln oder ein Süppchen handelt. Damit tun Sie Ihrem Baby etwas richtig Gutes!

Heiter durch Olivenöl

Bei Klinikversuchen im Italien der Jahrhundertwende wurde aufgelistet, welche Resultate man mit Olivenöl bei unterernährten Kindern erzielt hatte:

- Enorme Erhöhung des Körpergewichts,
- Aufbau kräftiger Muskeln,
- Erzeugung einer gesunden rosa Hautfarbe,
- Erhöhung der Bewegung und Muskelkraft,
- gute Verdauung, keine Verstopfung,
- und, last but not least, wohl als Ergebnis des neu erlangten körperlichen Wohlbefindens, eine »außergewöhnliche Heiterkeit«. Na, wenn das nichts ist …

Öl für die Seele

Daß Olivenöl auch psychisch belastbarer macht und somit letzten Endes auch der Seele gut tut, habe ich schon erwähnt. Was aber für Erwachsene gut ist, gilt erst recht für Kinder und Jugendliche in anstrengenden Schulperioden, vor Prüfungen oder im Studium.

Eine Olivenöl-Kur hilft Kindern und Jugendlichen, schwierige Lebensphasen psychisch stabil durchzustehen.

Fazit: Geben Sie Ihren Kindern keine Pillen, sondern jeden Tag ein bis zwei Teelöffel Olivenöl gegen den Schulstreß.

Keine Allergien durch Olivenöl

Das Olivenöl besitzt noch einen weiteren, nicht gering zu schätzenden Vorteil: Es löst keinerlei Allergien aus! Gerade heute, wo immer mehr Kinder an Lebensmittelallergien erkranken, ein ganz enormes Plus. Die Verträglichkeit eines Nahrungsmittels und seine Unschädlichkeit sind äußerst wichtige Kriterien – erst recht natürlich, wenn es um die Ernährung von kleinen Kindern geht. Bei keiner einzigen Untersuchung konnte im Zusammenhang mit Olivenöl irgendeine allergische Reaktion beobachtet werden.

Das ideale Heilmittel für kranke Kinder

Wie kranken Erwachsenen ist auch kranken Kindern die Einnahme von Olivenöl zu empfehlen – und zwar gegen Durchfall, bei Verdauungsstörungen und als Aufbaumittel.

Das hochwertige Öl mit all seinen gesunden Ingredienzien sorgt dafür, daß Kinder nach schweren Krankheiten gekräftigt werden und wieder schneller auf die Beine kommen.

Eigentlich schon erstaunlich, was Mediziner herausfanden: Selbst in schwierigen Fällen, wo eine medikamentöse Therapie erfolglos war, half meistens Olivenöl.
Heute gibt es in italienischen Apotheken wieder ein spezielles Öl für die Kinderernährung zu kaufen: nichts anderes als kalt gepreßtes Olivenöl, angereichert mit Vitaminen. Ein Beweis dafür, wie gesund Olivenöl insbesondere für Säuglinge und Kleinkinder ist – wenn es dieses Beweises überhaupt noch bedürfte. Nicht weiter verwunderlich, daß sich die Nahrungsmittelindustrie dieser zwar nicht neuen, aber doch wiederentdeckten Erkenntnis anschließt.
Ein halber Liter dieses speziellen Apotheker-Öls hat allerdings seinen Preis! Nun ja, dafür haben Sie jetzt natürlich nur ein Lächeln übrig. Sie wissen es besser: Ein solches teures Spezial-Öl können Sie sich sparen. Sie nehmen ganz normales, gutes, kalt gepreßtes Olivenöl, wie Sie es auch in der Küche verwenden. Es ist wesentlich preiswerter und nützt genausoviel.

Gegen Verstopfung

Olivenöl sorgt – wie Sie schon gelesen haben – für eine geregelte Verdauung, macht den Stuhl geschmeidiger und erleichtert die Passage, ohne zu Durchfällen zu führen. Das ist auch der Grund dafür, daß es selbst bei Babys und kleinen Kindern als sanftes und sicheres Mittel bei Verstopfung eingesetzt werden kann. Es greift nicht in die normalen Darmfunktionen ein, sondern unterstützt sie auf natürliche Weise.

- Das Olivenöl am besten in den Brei oder ein Süppchen einrühren, und zwar ein bis zwei Teelöffel pro Mahlzeit. Auch hier sollten Mütter ausprobieren, welche Menge ideal ist.

Sanfte Therapie gegen Milchschorf

Schon die Alten wußten, daß Olivenöl viele therapeutische Eigenschaften für Haut und Haare besitzt. So wurde der Milchschorf bei

Babys, der häufig in den ersten drei Lebensmonaten auftritt, mit Olivenöl behandelt – heute wie einst eine wirksame Therapie.

- Das Rezept: Olivenöl leicht erwärmen, so daß es dem Baby nicht unangenehm ist, und vorsichtig auf dem Kopf des Säuglings verstreichen. Gut einziehen lassen, am besten mit einem Tuch abdecken und über Nacht einwirken lassen.

Durch das Olivenöl lösen sich die Schuppen leichter, der Juckreiz wird gelindert und verschwindet bald vollständig. Den Ölfilm und die Schuppen können Sie mit einem weichen Tuch entfernen. Ein sicheres und völlig unschädliches Mittel!

Olivenöl schützt vor Wundsein

Die empfindliche Babyhaut können Sie ganz einfach vor Wundsein schützen: Reinigen Sie Po und Beine des Kindes mit warmem Wasser und angewärmtem Olivenöl. Danach tupfen Sie die Haut mit kühlerem Wasser ab, damit sich die Poren schließen.

Olivenöl reinigt und pflegt auch zarte Babyhaut!

Das Wasser darf aber keinesfalls zu kalt sein, damit die Berührung kein Schock für das Baby ist! Falls der Po schon wund ist, vorsichtig mit handwarmem Olivenöl einreiben und mit Schafwollvlies abdecken.

Baby-Massage mit Olivenöl

»Massage ist eine der wirkungsvollsten Möglichkeiten der Eltern, die körperliche und seelische Entwicklung des Kindes zu fördern, besonders im ersten Lebensjahr«, sagt die schon häufiger zitierte Naturmedizinerin. »Sie bewirkt eine Verbesserung der Haut, der Muskulatur und des Kreislaufs. Die Atmung, die Drüsentätigkeit und die Verdauung werden angeregt.« Eine Baby-Massage, verbunden mit einer Öleinreibung,

ist die ideale Kombination schlechthin, vor allem für sehr zarte Kinder.
So wird es gemacht:

- Betupfen Sie den ganzen Körper des Babys mit handwarmem, hochwertigem Olivenöl. Anschließend reiben Sie das Öl ganz langsam und behutsam in den kleinen Körper ein. Legen Sie das Kind anschließend in ein Schlafsäckchen oder schlagen Sie es in ein Baumwolltuch ein. Das Baby sollte über Nacht darin schlafen. Das ölgetränkte Schlafsäckchen oder Baumwolltuch können Sie übrigens mehrmals verwenden.

Wichtig: Verwenden Sie auch für alle äußerlichen Anwendungen mit Olivenöl immer ein Öl guter Qualität!

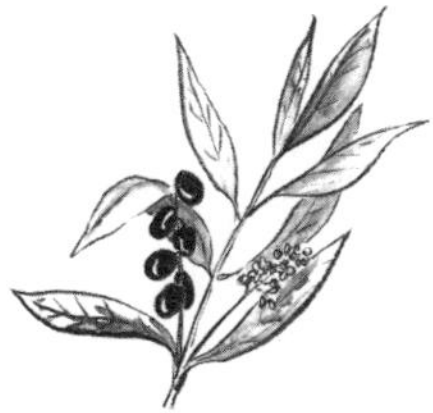

Olivenöl für Ihre Schönheit

Noch nie hatte die Haut so viele Feinde wie heute. Hitze und Kälte, Wind und Staub sind die klassischen Gegner einer schönen Haut, und natürlich auch das Alter mit seinen Begleiterscheinungen.

Doch heute kommen noch einige moderne Feinde hinzu, und sie setzen der Haut weit mehr zu: Verschmutzte Luft in den Städten, ungesunde Arbeitsplätze, Streß und Hektik in unserer Arbeitswelt, Termindruck sogar in der Freizeit. Entspannung, Muße und Ruhe sind für viele Menschen Fremdwörter geworden.

Das alles registriert unsere Haut. Wie ein Spiegel des inneren Menschen zeigt sie unmißverständlich, was nicht in Ordnung ist: durch Irritationen, Rötungen und Hautunreinheiten bis hin zu medizinisch meßbaren Störungen, die sich als Hautkrankheiten manifestieren.

Manche Cremes, Salben und Tinkturen, die eigentlich die Hautbeschwerden beheben sollen, rufen statt dessen neue Irritationen oder gar Allergien hervor.

Der Wunsch vieler Menschen nach natürlichen Hautpflegemitteln ist so groß wie nie zuvor.

Nofretetes Schönheitstip

Schon bei den Ägyptern war Olivenöl als natürliches Kosmetikum bekannt. Von der Königin Nofretete, die wegen ihrer außergewöhnlichen Schönheit berühmt war, erzählt man sich, daß sie Olivenöl in ihr Badewasser schüttete, um ihre Haut jung und frisch zu erhalten. Griechen und Römer benutzten einen großen Teil des gewonnenen Olivenöls für die Körperpflege. Man verwendete es zur Reinigung der Haut, rieb sich vor und nach dem Bad damit ein und benutzte es als kosmetisches Salböl, dem Duftstoffe von Blüten zugefügt worden waren. Eines jedoch war anders als heute: Kosmetische Produkte, die Olivenöl enthielten, waren nur den Privilegierten vorbehalten – Königen, Priestern und Adeligen.

Heute ist Olivenöl jedem zugänglich, und die kleinen Mengen, die man für die Haut- und Körperpflege benötigt, fallen kaum ins Gewicht – man kann sie leicht vom Öl abzweigen, das man in der Küche verwendet. Olivenöl enthält nährende, reinigende, desinfizierende, schützende und heilende Substanzen, die der Haut guttun. Es macht die Haut geschmeidig, reizt sie nicht und trocknet sie nicht aus. Es wirkt straffend und erfrischend und beugt Falten vor. Es ist ein wunderbares Hautpflegemittel, ob als Massageöl oder Badezusatz.
Nachfolgend finden Sie Rezepte zum Nachmachen für Ihre Schönheit – garantiert ohne Nebenwirkungen, denn es sind Rezepte, die nur natürliche Substanzen enthalten. Auch hier wieder der Rat: Benutzen Sie zur Pflege nur Olivenöl der besten Qualität!

Alles mit Olivenöl: Bäder, Masken & Co.

Kaum etwas wirkt nach einem anstrengenden Tag so beruhigend wie ein Vollbad, und nichts ist entspannender als ein Bad mit Olivenöl – einfach eine Wonne für Körper und Seele! Das Olivenöl macht die Haut samtig und weich, und duftende Kräuterzusätze wirken entspannend, erfrischend und belebend.

Kräuter-Öl-Vollbäder sind so gesund, weil der Körper die heilkräftigen Substanzen über die gesamte Hautfläche aufnehmen kann.

Besonders bei trockener Haut ist Olivenöl als Badezusatz bestimmt nicht schlechter als manch teures Markenpräparat.

Badeöl mit Lavendel oder Rosmarin

Schon im Altertum wurde Lavendel als Badezusatz verwendet – der Name Lavendel stammt vom lateinischen »lavare«, das heißt waschen. Lavendel wirkt wie Rosmarin erfrischend und belebend, außerdem regt Lavendel die Zellerneuerung an. Legen Sie eine Handvoll getrocknete Lavendel- oder Rosmarinzweige in die Badewanne, und lassen Sie dann heißes Wasser ein. Anschließend geben Sie eine Tasse Olivenöl in das Wasser.
Oder füllen Sie je eine Handvoll getrocknete Lavendelblüten, Rosenblüten, Minzeblätter und Rosmarinblätter in ein Leinensäckchen, legen Sie es in eine Schüssel, und übergießen Sie es mit heißem Wasser. Eine Weile ziehen lassen und dann mitsamt dem Wasser ins Badewasser geben. Zum Schluß fügen Sie eine Tasse Olivenöl hinzu.

Ätherisches Öl

Kräuter können auch durch ätherische Öle ersetzt werden. Sie haben genau dieselben Eigenschaften wie frische oder getrocknete Kräuter, sind aber hochkonzentriert. Es handelt sich dabei um Essenzen der Kräuter, die durch Destillierung gewonnen werden. Man verwendet immer nur wenige Tropfen und verdünnt sie stark. Wenn Sie Lavendelöl (Lavendelessenz) benutzen, nehmen Sie auf ein Vollbad nicht mehr als 2 bis 3 Tropfen.

Duftendes Badeöl auf Vorrat
Sie können Ihr eigenes Badeöl natürlich auch auf Vorrat herstellen. Geben Sie dazu Olivenöl in ein dunkles Schraubglas und fügen Sie frische (oder getrocknete) Kräuter nach Belieben hinzu, zum Beispiel Lavendel, Rosmarin, Minze. Oder nehmen Sie statt der Kräuter – wie zuvor schon erwähnt – ätherisches Öl von Kräutern, Blumen oder Pflanzen. Aber Achtung: Solche Essenzen wirklich nur tropfenweise verwenden, sie sind sehr intensiv!
Lassen Sie das Öl zwei Wochen stehen, rühren Sie täglich einmal um. Für ein Vollbad brauchen Sie nur ein bis zwei Eßlöffel.

Massage-Öl

Regelmäßiges Massieren des Körpers fördert das allgemeine Wohlbefinden, steigert die Durchblutung und wirkt je nach Zusatz entspannend oder belebend. Beim Massieren nimmt die Haut die heilkräftigen Substanzen besonders gut auf. Ein solches Massage-Öl eignet sich ebenfalls sehr gut zur Vorratshaltung. Füllen Sie ein Schraubglas mit Olivenöl, und fügen Sie zwei bis drei Tropfen ätherisches Öl hinzu (zum Beispiel Lavendelöl, Rosenöl). Wollen Sie das Massageöl immer nur frisch zur sofortigen Verwendung herstellen, nehmen Sie nicht mehr als einen Tropfen ätherisches Öl auf die Menge Olivenöl, die Sie zum Massieren brauchen.

Gesichtsmaske für trockene Haut

Ein Mittel, das bei trockener Haut Wunder wirkt, ist eine Maske aus Olivenöl und Avocado-Creme. Eine ganze, reife Avocado-Frucht pürieren und mit Olivenöl vermischen. Nehmen Sie nicht zuviel Öl, damit die Maske nicht flüssig wird. Den Brei auf die Gesichtshaut auftragen und ca. 20 Minuten einwirken lassen. Dann mit warmem Wasser abwaschen. Die Maske am besten abends auftragen, anschließend die Haut mit Olivenöl einreiben.

Honig-Öl-Maske

Diese Gesichtsmaske wirkt wohltuend entspannend, nährt die Haut und glättet sie. Sie ist für jeden Hauttyp geeignet. Verrühren Sie in einer kleinen Schüssel einen Eßlöffel guten Bienenhonig (achten Sie auch hier auf Qualität!), einen Eßlöffel Mehl, ein Ei und einen Eßlöffel Olivenöl. Tragen Sie die Maske auf Gesicht und Hals auf, und lassen Sie sie 30 Minuten einwirken. Anschließend mit lauwarmem Wasser abwaschen und kurz mit kaltem Wasser nachspülen, damit sich die Poren schließen.

Massage gegen Falten

Mischen Sie einen Eßlöffel Olivenöl mit dem Saft einer halben Zitrone, und massieren Sie damit sanft Ihre Gesichtshaut. Damit beugen Sie Faltenbildung vor. Zwei- bis dreimal in der Woche vor dem Schlafengehen anwenden; anschließend pures Olivenöl als Nachtcreme auftragen. Da Olivenöl schnell in die Haut einzieht, brauchen Sie keine Fettflecken auf dem Kopfkissen zu befürchten.

Brüchige Fingernägel

Tragen Sie etwas Olivenöl wie Nagellack mit einem kleinen Pinsel oder einem Wattestäbchen auf Ihre Fingernägel und die Nagelhaut auf. Möglichst lange einwirken lassen. Anschließend nicht abwaschen, sondern gänzlich in die Hände einmassieren. Brüchige Fingernägel werden so gekräftigt und sehen wieder ansehnlich aus.

Heilbad für Hautrisse

Risse in der Nagelhaut sind schmerzhaft und heilen oft schlecht ab. Füllen Sie ein Schüsselchen mit Olivenöl, und baden Sie Ihre Fingerspitzen darin – möglichst 30 Minuten lang. Anschließend verreiben Sie das restliche Öl auf den Händen und ziehen dünne Baumwollhandschuhe darüber. Am besten über Nacht einwirken lassen.

Rauhe Hände

Besonders im Winter setzen Kälte, Wind und starke Temperaturunterschiede zwischen drinnen und draußen den Händen zu. Cremen Sie sie täglich mit Olivenöl ein, und massieren Sie so lange, bis es gut eingezogen ist. Das schützt die Hände, und schon nach kurzer Zeit werden Sie feststellen, daß die Haut wieder glatt und gesund ist.

Spröde Lippen

Tragen Sie etwas Olivenöl auf die Lippen auf, und lassen Sie es möglichst lange einwirken. Kleine Risse verheilen besser, und die Lippen werden wieder geschmeidig und schön.

Zahn- und Zahnfleischpflege

Massieren Sie täglich Zähne und Zahnfleisch mit Olivenöl. Einfach mit dem Finger auftragen und damit sanft Zähne und Zahnfleisch massieren. Durch die regelmäßige Massage werden die Zähne schön weiß, und das Zahnfleisch bleibt gesund. Sie beugen Entzündungen und Parodontose vor.

Make-up entfernen mit Öl

Olivenöl eignet sich auch hervorragend zum Entfernen von Make-up-Rückständen und Mascara, da es als natürliche Substanz weder Haut noch Augen reizt. Einfach einen Wattebausch mit Öl tränken und Make-up und Augen-Make-up damit abwischen. Schminke, Schmutzpartikelchen und Staub werden so gleichzeitig aus den Poren entfernt – und die empfindliche Haut im Gesicht und im Augenbereich erhält eine Extraportion Pflege.

Rundum schöner mit Olivenöl

An dieser Stelle möchte ich von Irene erzählen, einer italienischen Freundin. Irene hat eine Haut wie Samt und Seide und lange, dunkle, glänzende Haare.
28 Jahre alt ist sie, Tochter eines Olivenbauern und promovierte Sprachwissenschaftlerin. Sie kennt die großen Städte Italiens und Deutschlands, wo sie studiert oder gearbeitet hat. Aber sie ist wieder zurückgekehrt nach Ligurien in ihr kleines Heimatdorf Tavole, um gemeinsam mit ihrem Freund Oliven anzubauen, zu ernten und Öl daraus zu machen wie ihr Vater. Sie will ihren Teil dazu beitragen, daß die Oliven in diesem Teil Italiens nicht aussterben, wo immer weniger Menschen bereit sind, die harte Arbeit und den kargen Verdienst in Kauf zu nehmen. Denn Irene ist überzeugt von der besonderen Qualität des Öls ihrer Heimat, von seiner Bedeutung für eine gesunde Ernährung und von seiner Heilkraft.

Olivenöl heilt und schützt von innen wie von außen.

Die nachfolgenden Tips stammen von ihr.

Gleichzeitig duschen und pflegen

Reiben Sie den ganzen Körper mit einer kleinen Menge Olivenöl ein, massieren Sie es ein und rubbeln Sie den Körper anschließend mit einem Massagehandschuh aus Naturmaterial kräftig ab. Dann duschen Sie wie gewöhnlich, aber nur mit klarem Wasser, ohne Seife oder Duschlotion. Da das Öl die Haut mit dem nötigen Fett versorgt, brauchen Sie sie anschließend nicht mehr einzucremen.
Irene reichert ihr Duschöl noch mit einem Tropfen Rosen- oder Orangenöl an, so daß ihre Haut den ganzen Tag über einen zarten Blumenduft verströmt. Durch das Olivenöl zieht der Duft besonders gut in die Haut ein und hält sich lange.

Irenes Sonnenöl

Im Mörser (oder Mixer) vier bis fünf Karotten pürieren, mit so viel Öl vermischen, daß es noch flüssig ist. Vor dem Sonnen die Haut damit einreiben – Öl und Karotten sorgen für eine schöne Bräune. Das Sonnenöl schützt allerdings nicht umfassend vor Sonnenbrand, deshalb erst benutzen, wenn Sie schon etwas vorgebräunt sind. Irenes Sonnenöl können Sie auch auf Vorrat herstellen, da das Öl konservierend wirkt und sich die Mixtur so einige Wochen hält.

Großmutters Tip für gesundes und kräftiges Haar

Dieses Rezept für schöne, kräftige Haare, das Irene einmal wöchentlich anwendet, stammt von ihrer 89jährigen Großmutter Vittorina.
Mischen Sie zwei bis vier Eßlöffel Olivenöl (je nach Haarlänge) mit einem Ei. Tragen Sie die Mischung auf die Haare auf, und massieren Sie alles ein. Mit einem leichten Tuch bedecken und trocknen lassen; insgesamt mindestens 20 bis 30 Minuten einwirken lassen. Mit lauwarmem Wasser gut ausspülen. Wenn der letzte Ölrest verschwunden ist, mit einem leichten Shampoo waschen.

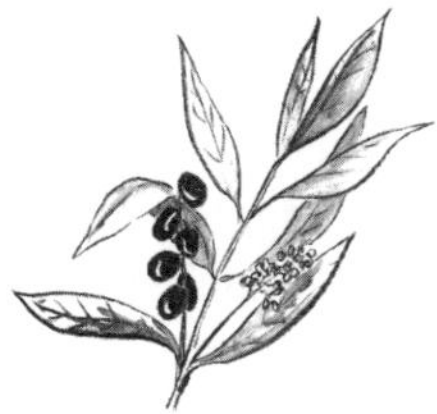

Das Öl in der Küche

Immer wieder hört man, kalt gepreßtes Olivenöl solle man nur kalt verwenden. Dieses kostbare Öl zu erhitzen und zum Braten oder Schmoren zu nehmen, sei eine Sünde und glatte Verschwendung.
Die Meinung der Experten zu diesem Thema ist eindeutig eine andere. Mediziner und Ernährungswissenschaftler empfehlen: Auch kalt gepreßtes Olivenöl eignet sich grundsätzlich vorzüglich zum Kochen, Dünsten, Schmoren und Braten.

Kalt gepreßtes Olivenöl – ideal zum Kochen und Braten

Es gibt keinen Grund, dieses gute Öl nur kalt zu verwenden. Seine wertvollen Inhaltsstoffe gehen nämlich durch vorsichtiges Erhitzen nicht verloren.
Aufgrund seiner chemischen Zusammensetzung hat Olivenöl gegenüber anderen Speiseölen zwei große Vorteile: Es ist am längsten haltbar, und es verträgt sehr hohe Temperaturen. Zu beachten ist allerdings: Es sollte nie zum Rauchpunkt kommen (was übrigens auch für andere Fette gilt). Braten Sie immer bei mäßiger Temperatur.
Vergessen Sie in Zukunft also das Vorurteil, Olivenöl nur für die »kalte Küche« zu verwenden. Kalt gepreßtes Olivenöl ist das

beste Speiseöl, das sich denken läßt, daran ändert sich auch durch das Erhitzen nichts.
Natürlich entwickelt das kalt gepreßte Olivenöl seine allerbeste Wirkung in rohem Zustand, denn Sie wissen ja noch: Licht, Luft und Wärme sind es, die ihm zusetzen. Aber: Es bleibt auch beim Erhitzen noch äußerst wertvoll, ein reines Naturprodukt, da es nicht chemisch behandelt wurde. Für mich – und sicherlich auch für Sie – wichtiger als alles andere.
Eine kleine Einschränkung allerdings würde ich gelten lassen: Ganz frisch gepreßtes Öl, das gerade aus der Mühle kommt, das also erst ein paar Wochen alt ist, sollte nach Möglichkeit nicht zu stark erhitzt werden. Das hat einen praktischen Grund: Die frischen Fruchtfleischanteile sind noch nicht abgesunken (deshalb ist das Öl auch noch trüb) und verbrennen schnell – dieses Öl spritzt daher stärker. Es ist im übrigen unwahrscheinlich, daß Sie in Deutschland ein solch junges Öl angeboten bekommen, weshalb diese Einschränkung für Sie wahrscheinlich von eher theoretischer Bedeutung ist.
Übrigens: In den klassischen Olivenöl-Ländern benutzen die meisten Menschen das kalt gepreßte Öl für alle Vorgänge in der Küche. Nach dem Motto: Da weiß man wenigstens, was man hat: nämlich reinste Natur.

Die wichtigsten Tips beim Kochen

Naturreines, kalt gepreßtes Olivenöl ist kostbar, und es ist relativ teuer. Deshalb ist es gut zu wissen, was man im täglichen Umgang damit beachten sollte.
Hier die wichtigsten praktischen Tips für die Verwendung von Olivenöl in der Küche:

- Für Salate nur vom Feinsten: Nehmen Sie immer die beste Qualität, also Olivenöl mit dem Zusatz »extra«, da das Öl unverändert Ihrem Körper zugute kommt. Bereiten Sie die Salatsoße getrennt zu, und geben Sie sie erst kurz vor dem Servieren über den Salat.

- Kalt gepreßtes Olivenöl, mit dem Sie kochen, braten, dünsten oder schmoren, kann ohne Qualitätsverluste bis 180 Grad erhitzt werden – übrigens eine auch für die meisten anderen Lebensmittel ideale Brattemperatur.

Die richtige Temperatur beim Braten:

- Für zartes Fleisch, Gemüse, Kartoffeln und Fisch wählen Sie eine gemäßigte Temperatur. Test: Brotstückchen ins heiße Öl legen, rundherum müssen sich sprudelnde Bläschen bilden.
- Für Steaks und Bratenstücke ist eine hohe Temperatur ideal, aber nicht höher als 180 Grad. Test: Einen Tropfen Wasser ins heiße Öl geben; sobald das Fett zu prasseln beginnt, ist die richtige Temperatur erreicht, die 180 Grad aber noch nicht übersteigt.
- Ideal ist das Braten im Backofen, weil Sie die Temperatur mit dem Thermostat genau auf die maximale Temperatur von 180 Grad einstellen können.

Und zum Schluß noch ein Schuß frisches Öl:

- Kurz vor dem Servieren allen warmen Gerichten – der Pasta, dem Reis, dem Gemüse, der Spaghettisoße – ein paar Tropfen bzw. einen kleinen Schuß rohes, naturreines Öl zufügen. So wie es die Italiener tun – erinnern Sie sich? Für den Geschmack und für die Gesundheit ...
- Vor allem gilt das für gekochten, gegrillten oder im Backofen gegarten Fisch. Das Öl hebt den zarten Eigengeschmack des Fisches besonders hervor.
- Mit Olivenöl marinieren: Lamm und Hühnchen schmecken besonders zart und lecker, wenn sie vor dem Braten einige Stunden, am besten über Nacht, in Olivenöl, Knoblauch, Pfeffer, Rosmarin und Thymian eingelegt werden.

Nur Mut zum Experimentieren!

Olivenöl ist so unglaublich vielseitig, daß Sie es für alle Gerichte benutzen können. Gerade der intensiv-fruchtige Geschmack, an den sich mancher anfangs vielleicht erst gewöhnen muß, bringt bei vielen kreativen Hobbyköchen die ganz besondere Note. Besonders köstliche mit Orangenmarmelade gefüllte Crêpes aß ich bei einem Freund, der mir anschließend sein Geheimnis verriet: Die süßen, kleinen Eierpfannkuchen waren in Olivenöl gebacken!

Ein typisch deutsches Gericht, der Kartoffelsalat, wird plötzlich zu einem richtigen Festessen, wenn Sie ihn mit naturreinem Olivenöl zubereiten.

Bei mir kommt der ursprünglich schwäbische Kartoffelsalat – traditionell mit Öl, Essig, Fleischbrühe und Zwiebeln zubereitet – nur noch mit Olivenöl auf den Tisch. Und immer wieder dasselbe »Ah« und »Oh«, wenn Gäste eingeladen sind: Woran liegt es bloß, daß dein Kartoffelsalat so toll schmeckt?
Ich mache kein Geheimnis daraus, sondern freue mich immer wieder an den überraschten Reaktionen und verdutzten Gesichtern, wenn ich sage: »Ich nehme eben das richtige Öl – Olivenöl!«
Wenn Sie mal Räucherlachs auf den Tisch bringen wollen, sollten Sie folgendes Rezept unbedingt probieren: Ein paar Tropfen allerfeinstes Olivenöl auf den Lachs geben, etwas Zitrone darüber – geradezu zum Süchtigwerden!

Experimente mit Olivenöl bereichern Ihren Speisezettel!

Probieren Sie einfach mal selbst ohne Scheu aus, was Sie mit Olivenöl alles machen können. Ihr Speisezettel wird reicher, und Sie essen noch gesünder und besser.

Wie Sie Ihr Öl am besten lagern

Der ideale Aufbewahrungsort für reines Olivenöl ist ein gebrannter Tonkrug, wie er noch bis vor ein paar Jahren von vielen Bauern im Süden benutzt wurde. Heute haben Flaschen und Blechdosen das Terrain erobert – und wer von uns hat zu Hause schon eine römische Amphore stehen?
Doch je kostbarer ein Öl ist, um so sorgsamer sollte man es handhaben, damit seine wertvollen Bestandteile sich nicht im wahrsten Sinne des Wortes in Luft auflösen. Kalt gepreßte Öle sind empfindlich – Sie erinnern sich – gegen Licht, Luft und Wärme und werden bei falscher Lagerung ranzig. Beachten Sie darum die folgenden Tips, damit Ihr Öl sich lange hält:

- Bewahren Sie Olivenöl kühl und dunkel auf. Bei Flaschen gilt das Prinzip: Je dunkler, desto besser. Am besten eignen sich grüne oder braune Glasflaschen. Die ideale Temperatur liegt zwischen 10 und 16 Grad, am wohlsten fühlt das Öl sich also im Keller.
- Kalt gepreßtes Olivenöl gehört nicht in den Kühlschrank, auch wenn das manchmal empfohlen wird. Duft und Geschmack können sich in der Eiseskälte nicht richtig entfalten.
- Weiße Flöckchen, die sich bei zu kalter Lagerung bilden, verschwinden bei Zimmertemperatur wieder. Die Qualität leidet nicht darunter.
- Haben Sie sich für die nächsten Monate mit Olivenöl eingedeckt, lassen Sie es im Keller oder im Vorratsraum stehen. Füllen Sie am besten nur Ihren wöchentlichen Bedarf in eine kleine, dunkle Flasche oder einen kleinen Tonkrug für die Küche um. Behälter nach dem Abfüllen wieder gut verschließen.

So lange hält sich Ihr Öl

- In geschlossenen Gefäßen hält sich kalt gepreßtes Olivenöl, das Sie beispielsweise offen beim Bauern gekauft haben, garantiert ein Jahr. Das ist auch die gängige Praxis, an die sich die Bauern selbst halten: Sie verbrauchen und verkaufen ihr Öl innerhalb eines Jahres bis zur neuen Ernte. In Flaschen abgefülltes Öl größerer Ölmühlen und großer Firmen hält sich sogar noch länger: bis zu 18 Monate.

Wenn Sie auf das Haltbarkeitsdatum achten, können Sie sich durchaus Ihren Jahresbedarf an Olivenöl aus dem Urlaub mitbringen.

- Angebrochene Gefäße sollten nicht zu lange in der Küche stehen, dort ist es zu warm und zu hell. Ideal ist es, offenes Öl in der Küche schnell zu verbrauchen, da bei jedem Öffnen erneut Vitamine verlorengehen. Wenn Sie also keinen großen Verbrauch haben, kaufen Sie lieber kleinere Mengen.

Wie Sie Olivenöl transportieren

- Offenes Olivenöl vom Faß, das Sie wegen des einfacheren Transports in Aluminium-Kanistern aus dem Urlaub mitgebracht haben, sollten Sie nach der Ankunft zu Hause sofort in dunkle Glasflaschen umfüllen. Neben Tongefäßen sind Glasflaschen die idealen Behälter, denn bei längerer Lagerung in Aluminium-Kanistern kann das Öl oxidieren und damit seine optimale medizinische Wirkung verlieren.
- Gänzlich ungeeignet sind Kunststoff-Behälter. Sie eignen sich nicht für einen längeren Transport, da der Kunststoff selbst bestimmte Inhaltsstoffe enthält – zum Beispiel Weichmacher, die sich sehr gut in Öl auflösen.

Bewahren Sie Olivenöl niemals in Kunststoff-Behältern auf!

Das Öl zieht solche Stoffe fast magisch an, es holt sie förmlich aus dem Kunststoff heraus. Das beeinträchtigt natürlich den Geschmack und die Qualität des Öls, ganz zu schweigen von der Wirkung auf die Gesundheit.

- Fazit: Es gibt kaum etwas Resistenteres und – als Ölbehälter – Ungefährlicheres als Glas. Glasflaschen sind also auch für den Transport von Olivenöl aus dem Urlaub unbedingt zu empfehlen. Abgefüllte und verkorkte Flaschen können Sie in den handelsüblichen, abgeteilten Kartons transportieren, die es in der Ölmühle gibt (wie Weinkartons). Loses Öl vom Bauern läßt sich gut in bauchige Fünf-Liter-Flaschen füllen, die häufig noch zusätzlich mit Bast- oder Korbgeflecht umwickelt sind. So sind sie auch im Gepäckraum des Autos sicher aufgehoben.

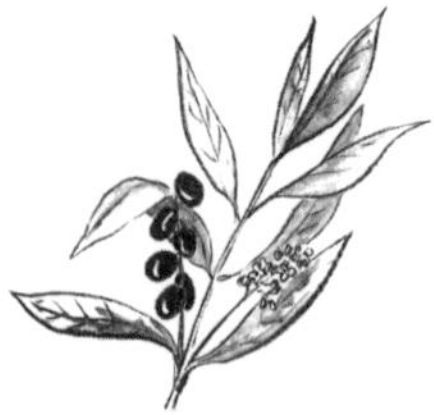

Köstliches mit Kräutern und Öl

Daß Olivenöl mit Kräutern eine besonders glückliche Verbindung eingeht, habe ich schon erwähnt. Im folgenden stelle ich Ihnen einige ausgesuchte Beispiele vor. Sie sind leicht zu verwirklichen, und Sie schlagen damit gleich zwei Fliegen mit einer Klappe: Sie tun etwas für Ihre Gesundheit, und Sie bereichern Ihren Speiseplan. Wenn Sie Gäste eingeladen haben, werden Sie damit die schönsten Erfolge ernten. Denn bei Ihnen speist man wie im Süden! Der Grund ist Ihnen nicht mehr neu: Im Olivenöl behalten die Kräuter ihr wunderbares Aroma und geben es an das Öl weiter.

Ein selbstgemachtes Olivenöl mit Kräutern ist eine gute Geschenkidee: Es ist schnell gemacht, sieht ausgesprochen dekorativ aus und zeichnet sich durch einen ausgesuchten, nicht alltäglichen Geschmack aus.

Die folgende Sammlung soll Sie auch ermuntern, eigene Ideen zu entwickeln und auszuprobieren – zum Beispiel auch mit Basilikum oder anderen, hier nicht erwähnten Kräutern.

Estragon-Öl

Zutaten:
1 l kalt gepreßtes Olivenöl,
3–5 Zweige frischer Estragon.

Die Estragon-Zweige in eine Flasche einlegen, Olivenöl darübergießen. Gut verschließen. Das Ganze etwa ein bis zwei Monate ziehen lassen.

Rosmarin-Öl

Zutaten:
1 l kalt gepreßtes Olivenöl,
2 Zweige frischer Thymian,
2–3 Zweige frischer Rosmarin.

Thymian- und Rosmarinzweige in eine Flasche einlegen, das Öl darübergießen. Gut verschließen. Etwa drei bis vier Wochen ziehen lassen.

Scharfes Öl

Zutaten:
$^1/_4$ l oder $^1/_2$ l kalt gepreßtes Olivenöl,
kleine scharfe, getrocknete rote Peperoni nach Wahl.

Die scharfen Peperoni im Ganzen in die Flasche geben, das Olivenöl darübergießen. Je nach Anzahl der Peperoni wird das Olivenöl mehr oder weniger scharf – auf Wunsch auch extrascharf. Man benutzt das Öl sparsam zum Würzen. In einer hübschen Flasche kann man es bei Einladungen auf den Tisch stellen, damit jeder Gast sich selbst bedienen kann. In Italien ist es in vielen Ristoranti üblich, den Gästen auf Wunsch ein scharfes Öl zum zusätzlichen Würzen anzubieten.

Kräuter-Öl

Zutaten:
1 l kalt gepreßtes Olivenöl,
1 Zweig Thymian,
1 Zweig Rosmarin,
1 Stengel Basilikum,
1 Zweig Bohnenkraut,
1 Zweig Oregano,
1 Lorbeerblatt,
einige Lavendel-Blattspitzen (alles ganz frisch),
schwarze Pfefferkörner,
3 Knoblauchzehen.

Alle Kräuter, den Lorbeer und den Pfeffer im Mixer pürieren oder – noch besser! – im Mörser zerstoßen. Am besten eignet sich ein Marmormörser mit Holzstößel dafür. Die Knoblauchzehen pressen und dazugeben. Alles mit dem Olivenöl verrühren. Über Nacht durchziehen lassen, dann kann das Öl sofort serviert werden.

Käse in Olivenöl

Zutaten:
$^1/_4$ l kalt gepreßtes Olivenöl,
200 Gramm Schafskäse,
4 Knoblauchzehen,
1 Zweig frischer Rosmarin,
1 Zweig frischer Thymian.

Den Schafskäse in dicke Würfel schneiden und in ein Schraubglas legen. Die geschälten Knoblauchzehen und die Kräuter hinzufügen, alles mit Öl bedecken. Etwa drei bis fünf Tage ziehen lassen.

Variante:
Zusätzlich zwei bis drei scharfe rote Peperoni zufügen, dann wird auch der Käse scharf. Eine echte Delikatesse, die man in Italien oft fertig angerichtet in Feinkostläden findet – und relativ teuer bezahlt.

Oliven mit Estragon

Zutaten:
1 kleines Glas eingelegte schwarze Oliven
(am besten ligurische oder südfranzösische
aus der Gegend um Nizza),
2–3 Zweige frischer Estragon.

Die Oliven auf einem Sieb gut abtropfen lassen. Mit den Estragonzweigen in eine Schale geben, mit kalt gepreßtem Olivenöl bedecken. 1-2 Stunden ziehen lassen, sofort servieren.
So serviert habe ich eingelegte Oliven zum ersten Mal in einem Restaurant in Nizza gegessen – der Geschmack der frischen Kräuter verbindet sich unnachahmlich mit dem Geschmack des Öls und der Oliven.

Variante:
Genauso lecker mit frisch gepreßtem Knoblauch oder mit frischen, abgezupften Rosmarinblättern.

Italienische Spezialitäten

Die Italiener sind wahre Meister in der Herstellung schmackhafter, in Olivenöl eingelegter Spezialitäten. Eingelegte Tomaten, Auberginen und Paprika, Pilze oder scharfe Peperoni – in Öl halten sie sich mindestens ein Jahr und sind für die Antipasti-Platte immer eine Bereicherung.
In Italien gibt es diese Köstlichkeiten überall zu kaufen: auf Märkten, in Feinkostläden und sogar im Supermarkt. Aber ich finde: Selbstgemacht schmecken sie am besten!

Die folgenden Rezepte hat mir die Olivenbäuerin Maria Luisa Oreggia aus einem kleinen Dörfchen im Hinterland der Italienischen Riviera genannt. Es sind uralte Familienrezepte, seit Generationen von der Mutter auf die Tochter überliefert, denn früher kochten ja ausschließlich die Frauen in den Bauernfamilien.

Eingelegte Tomaten

Zutaten:
Kalt gepreßtes Olivenöl,
1 Bund frisches Basilikum,
Knoblauchzehen,
sonnengereifte, getrocknete Tomaten.

Die Menge der Tomaten hängt davon ab, wie viele Gläser Sie füllen wollen. Sie bekommen getrocknete Tomaten zum Einlegen bei uns in italienischen Feinkostgeschäften. In Italien gibt es sie auf jedem Markt zu kaufen.

In jede Tomate ein Blättchen Basilikum legen und die Tomate wieder zusammenklappen. Tomaten in Schraubgläser geben, eine Knoblauchzehe (oder auch mehr, je nach Belieben) hinzufügen, mit Olivenöl auffüllen, Gläser verschließen. Einen Monat durchziehen lassen.

Variante:
Die getrockneten Tomaten maximal eine Minute in Wasser aufkochen lassen, Wasser abgießen, Tomaten zum Trocknen auf ein Geschirrtuch legen. Nicht abtrocknen, sondern von selbst trocknen lassen, am besten über Nacht. Dann wie oben mit Basilikum füllen und mit Öl bedecken.

Wichtig: Die Tomaten müssen immer mit Öl bedeckt sein, eventuell frisches Öl nachfüllen. So bleiben sie auch im geöffneten Glas haltbar.

Eingelegte Pilze

Zutaten:
1 kg frische Pilze nach Wahl (zum Beispiel
Steinpilze, Champignons, Pfifferlinge),
$^1/_2$ l Rotweinessig,
2 Nelken,
1 Lorbeerblatt,
Salz,
Knoblauchzehen,
Peperoni.

Die Pilze gründlich putzen (nicht waschen!) und in Stücke schneiden. Nur sehr kleine Champignons können im Ganzen verwendet werden. Essig mit Salz, Nelken und Lorbeerblatt zum Kochen bringen, dann sofort die Pilze hinzufügen und eine Minute kochen lassen. Die Flüssigkeit abgießen und die Pilze auf einem sauberen Geschirrtuch ausbreiten. Über Nacht trocknen lassen. Dann die Pilze in Schraubgläser füllen und gut mit Öl bedecken. Verschließen.
Nach Belieben können Sie in jedes Glas noch eine Knoblauchzehe und ein kleines Stückchen Peperoni geben, um die Pilze pikanter zu machen. Einen Monat durchziehen lassen. Die Pilze müssen immer gut mit Öl bedeckt sein (eventuell nachfüllen), damit sie haltbar bleiben.

Auberginen in Öl

Zutaten:
1 kg Auberginen,
$^{1}/_{2}$ l Rotweinessig,
1 ganze Knoblauchzwiebel,
1 großes Sträußchen frischer Oregano,
kalt gepreßtes Olivenöl,
Salz,
Peperoni.

Die Auberginen waschen, abtrocknen und in etwa gleich große Scheiben schneiden (nicht zu dick!), in einer flachen Form ausbreiten, salzen, schichtweise übereinander legen. 24 Stunden ziehen lassen. Dann abspülen. Essig aufkochen und Auberginen eine Minute darin kochen lassen. Auberginen auf einem sauberen Geschirrtuch ausbreiten und möglichst über Nacht trocknen lassen. Alle Knoblauchzehen pressen, den Oregano fein zerstoßen. Dann die Auberginen in Schraubgläser füllen, immer schichtweise abwechselnd mit dem gepreßten Knoblauch und dem Oregano. Gut mit Olivenöl bedecken.
Nach Belieben in jedes Glas ein kleines Stückchen Peperoni geben. Einen Monat durchziehen lassen.

Paprika in Öl

Zutaten:
1 kg rote und gelbe Paprika (fleischige Sorte),
$^{1}/_{2}$ l Rotweinessig,
Lorbeerblätter,
Knoblauch,
Salz.

Die Paprika putzen, die Innenhäute und Samen entfernen, waschen und gut abtrocknen. In kleine Rechtecke oder Quadrate schneiden, in eine flache Form geben und salzen. Vier Stunden ziehen lassen. Dann die Paprika unter fließendem Wasser abspülen und gründlich abtrocknen. Mit dem kalten Rotweinessig bedecken und wieder vier Stunden stehen lassen. Dann abgießen und auf einem Tuch ausbreiten, am besten über Nacht trocknen lassen. In Schraubgläser füllen, in jedes Glas ein Lorbeerblatt und eine Knoblauchzehe geben. Gut mit Olivenöl bedecken. Einen Monat durchziehen lassen.

Peperette in Öl

Zutaten:
250 g Peperette, das sind rote, runde Pfefferschoten,
$^{1}/_{2}$ l Rotweinessig,
2 Nelken,
1 Lorbeerblatt,
Kapern,
1 Glas Sardellenfilets,
kalt gepreßtes Olivenöl,
Salz.

Die Peperette waschen, abtrocknen und vorsichtig innen Häute und Samen entfernen, ohne die Form zu zerstören. Achten Sie darauf, alle Samen zu entfernen, da sie zu scharf sind für dieses Rezept. Essig, Nelken, Lorbeerblatt und Salz aufkochen lassen. Dann die Pfefferschoten vorsichtig hineinsetzen und 30 Sekunden kochen lassen. Flüssigkeit abgießen, Peperette auf ein sauberes Geschirrtuch setzen, am besten über Nacht trocknen lassen. Dann in jede Pfefferschote ein Stückchen Sardellenfilet und eine Kaper füllen. In Schraubgläser geben und gut mit Öl bedecken. 1 Monat durchziehen lassen.

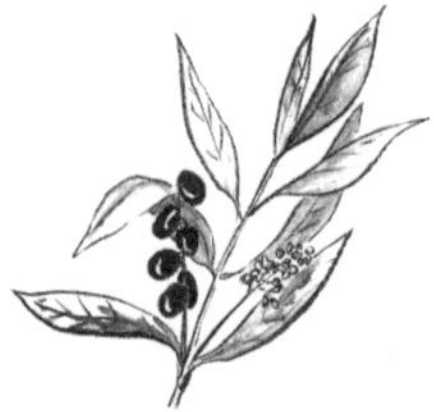

Die schönsten Rezepte mit Olivenöl

Für meine kleine Sammlung der schönsten Rezepte mit Olivenöl habe ich bei meinen italienischen und französischen Nachbarn, Freunden und Bekannten und in kleinen Trattorien, wo noch die »Mamma« kocht, in die Töpfe geguckt.

In jeder Familie gibt es kleine Varianten der klassischen Rezepte, die gerade den besonderen Pfiff ausmachen und der ganze Stolz der »Padrona« sind.

Typisch für viele dieser Rezepte, die nicht aus modernen Versuchsküchen stammen: Sie verzichten oft auf exakte Mengenangaben. Zum Beispiel gibt es sehr häufig die Angabe »eine Handvoll«. Aber ich habe es ausprobiert und festgestellt: Es funktioniert prima!
Und nun viel Spaß beim Kochen! Ich wünsche Ihnen, daß Sie auf den Geschmack kommen und selbst erfahren, wie gut Gesundheit schmecken kann. Wenn mir das gelungen sein sollte, wäre der Zweck dieses Buches erfüllt.
Alle Rezepte sind für jeweils vier Personen berechnet.

Vorspeisen

Bruschetta – geröstetes Brot mit Tomaten und Knoblauch

Brot, Olivenöl, Knoblauch und frische Tomaten: »Bruschetta« entstammt der einfachen italienischen Bauernküche, kann es aber in punkto Geschmack mit jeder raffinierten Vorspeise aufnehmen. In Ligurien serviert man die delikaten Brotscheiben gern zum jungen, fruchtig-frisch schmeckenden Olivenöl der allerersten Pressung unmittelbar nach der Ernte.

Zutaten:
4 Scheiben kräftiges Brot,
4 vollreife Tomaten,
4 Knoblauchzehen,
kalt gepreßtes Olivenöl,
Salz,
Pfeffer.

Die Brotscheiben im Toaster rösten, die warmen Scheiben mit Olivenöl beträufeln und gepreßten Knoblauch darauf verteilen. Tomaten enthäuten und in kleine Stücke schneiden, auf den Broten verteilen und mit Salz und frisch gemahlenem Pfeffer aus der Mühle würzen. Warm servieren.

Tip: Mit frischem Basilikum oder Oregano würzen.

Torta verde

Meine Freundin Silvana aus Moltedo macht meiner Ansicht nach die beste »grüne Torte«, die man sich vorstellen kann: Im hauchdünnen Teigmantel steckt eine saftige Füllung.

Zutaten für die Füllung:
1 kg Mangold, 1 große Gemüsezwiebel,
1 Tasse gekochter weißer Reis,
1 Brötchen,
Milch,
4–5 Eier,
2 große Handvoll geriebener Parmesan,
Salz,
Pfeffer,
Muskatnuß,
Olivenöl extra vergine.

Zutaten für den Teig:
500 g Mehl,
1–3 Eßlöffel Olivenöl extra vergine,
Salz,
etwas Wasser.

Mangold in Salzwasser kochen, ausdrücken und hacken. Die klein geschnittene Zwiebel in Olivenöl anrösten. Brötchen in Milch zerdrücken. Mit Reis, Eiern und Parmesan vermischen, mit Salz, Pfeffer und Muskatnuß abschmecken. Die Teigzutaten verkneten, den Teig in zwei Portionen teilen, auf bemehltem Backbrett papierdünn ausrollen. Runde oder eckige, nicht zu hohe Form ölen. Eine Teigplatte hineinlegen, so daß sie über den Rand der Form hängt. Füllung hineingeben. Etwas Milch darübergießen. Zweites Teigstück ausrollen, als Deckel über die Füllung legen. Überlappenden Teigrand einrollen, so daß alles bedeckt ist. Rest abschneiden. Etwas Öl darübergeben, mit einer Gabel überall am Rand entlang und in der Mitte mehrmals einstechen. Im vorgeheizten Backofen bei 200 Grad (Gas: Stufe 3) ca. $^1/_2$ Stunde backen.

Bagna cauda

Die Bagna cauda, eine Art Gemüsefondue mit pikanter Sardellensoße, stammt aus dem Piemont und ist im Winter eine klassische italienische Vorspeise. Die heiße Soße, in die man die rohen Gemüsestückchen dippt, wird bei Tisch auf einem Stövchen warm gehalten. Die Gemüsevielfalt können Sie übrigens beliebig erweitern – zur Bagna cauda paßt alles vom Blumenkohl bis hin zu Chinakohl und frischen Champignons.

Zutaten:
Je 1 rote, gelbe und grüne Paprikaschote,
1 Fenchelknolle,
1 Stange Staudensellerie,
1 Stange Chicorée,
5 Möhren,
1 Bund Frühlingszwiebeln.

Zutaten für die Soße:
50 g Butter,
4–6 Knoblauchzehen,
6 Sardellenfilets,
$^1/_4$ l Olivenöl extra vergine.

Knoblauchzehen mit etwas Salz zerdrücken, Sardellenfilets abspülen und fein hacken. Butter in einem feuerfesten Tontopf schmelzen lassen. Knoblauch hinzufügen und dünsten, ohne daß er braun wird. Sardellen und Olivenöl hinzufügen, Sardellen unter ständigem Rühren schmelzen lassen. Die so entstandene sämige Soße auf einem Rechaud warmhalten. Bei Tisch dippt jeder seine Gemüsestückchen in die Soße.

Roher Artischocken-Salat

Inzwischen sind sie auch bei uns zu bekommen: Die kleinen, länglichen, italienischen Artischocken mit den nadelspitzen Blattenden. Ziehen Sie beim Vorbereiten Handschuhe an und halten Sie die Artischocken nur am Stiel fest, dann können Sie sich nicht verletzen. Die Mühe lohnt sich, denn diese Artischocken sind eine ausgesprochene Köstlichkeit!

Zutaten:
8–10 italienische Artischocken,
kalt gepreßtes Olivenöl,
Saft einer reifen Zitrone,
Salz,
Pfeffer aus der Mühle.

Die äußeren, harten Blätter der Artischocken entfernen. Alle Blattspitzen, zum Schluß auch den Stiel abschneiden. Übrig bleibt nur der zarte Kern, das sogenannte Artischockenherz. Die Herzen schneiden Sie in hauchdünne Scheiben und richten Sie in einer flachen Form an. Salzen und pfeffern und mit Olivenöl und Zitronensaft beträufeln. Der nußartige Geschmack roher Artischocken verbindet sich ideal mit dem Geschmack des Olivenöls.

Sizilianischer Kichererbsen-Salat

Unglaublich gesund, pikant und lecker: Ein schnell zubereiteter Salat aus den eiweißreichen Hülsenfrüchten, der auf keiner Antipasti-Platte fehlen sollte.

Zutaten:
500 g Kichererbsen (frisch oder aus der Dose),
1 weiße Zwiebel,
1 Karotte,
1 Staudensellerie,
1 Bund glattblättrige Petersilie,

2 Peperoncini (scharfe Pfefferschoten),
Balsamico-Essig,
Olivenöl extra vergine,
Salz,
schwarzer Pfeffer.

Kichererbsen in eine Schüssel geben (falls Sie frische nehmen, über Nacht einweichen und dann in Salzwasser bißfest kochen). Zwiebel, Karotte, Staudensellerie und Petersilie hacken, Peperoncini waschen und die Kerne entfernen, in feine Streifen schneiden. Alles zusammen zu den Kichererbsen geben und mit wenig Balsamico, Salz, frisch gemahlenem Pfeffer aus der Mühle und reichlich Olivenöl abschmecken. Vor dem Servieren gut durchziehen lassen.

Marinierte Paprikaschoten

So zart, daß sie auf der Zunge zergehen: In Öl und Knoblauch eingelegte Paprikafilets! Da die harte Schale entfernt wird, sind sie auch für magenempfindliche Feinschmecker gut verträglich.

Zutaten:
4 große rote Paprikaschoten,
6 Knoblauchzehen,
1 Zitrone,
6–8 Eßlöffel kalt gepreßtes Olivenöl,
Salz,
Pfeffer.

Die Paprikaschoten waschen, gut abtrocknen, halbieren und putzen. Mit der Wölbung nach oben auf ein Blech legen und in den heißen Backofen schieben, bis die Haut Blasen wirft. Paprika herausnehmen und unter einem feuchten Geschirrtuch abkühlen lassen. Dann die Haut vorsichtig ablösen. In breite Streifen schneiden, in eine flache Form legen, mit Zitronensaft beträufeln, salzen und pfeffern. Knoblauch und Olivenöl darübergeben. Gut durchziehen lassen, am besten über Nacht.

Pikante Soßen

Pesto

Die berühmte Genueser Pestosoße wird in jeder Familie etwas anders zubereitet – es soll Dutzende von Arten geben! Hier das traditionelle Pesto-Rezept mit einem Tip meiner Freundin Maria Rosa aus Piani: Wenn Sie eine größere Menge Pesto auf Vorrat zubereiten wollen, lassen Sie den Käse weg – dann hält er sich länger. Den fehlenden Käse reiben Sie dann bei Tisch frisch über Nudeln oder Gnocchi.

Zutaten:
3 Bund frisches Basilikum,
3–4 Knoblauchzehen,
1 Prise grobes Salz,
1–2 Eßlöffel Pinienkerne,
1 Handvoll Parmesankäse,
1 Handvoll sardischer Pecorinokäse,
5 Eßlöffel Olivenöl.

Basilikum waschen, die Blätter abzupfen. Mit dem Salz und den in grobe Stücke geschnittenen Knoblauchzehen in den Mörser geben. Durch das Salz behält das Basilikum seine Farbe. Mit dem Stößel sanft im Uhrzeigersinn zerstoßen. Die Pinienkerne hinzufügen und zerstoßen. Käse sowie nach und nach langsam Öl zugeben und mit dem Stößel rühren, bis eine sämige Paste entstanden ist. Zum Pesto schmecken Gnocchi oder Spaghetti gut (Gnocchi-Rezept auf Seite 145).

Tip: Statt des klassischen Marmormörsers benutzen heute viele Italienerinnen den Mixer, weil's schneller geht.

Knoblauchsoße

Ein französisches Rezept, aber die pikante Knoblauchsoße wird auch in Spanien und Italien gern gegessen. Hier verbindet sich der einzigartige Geschmack des Olivenöls ideal mit dem würzigen Knoblauch, und heraus kommt eine Soße, die so gesund ist, daß man sie fast als Medizin verordnen könnte.

Zutaten:
8 Knoblauchzehen,
2 Eigelbe,
$^1/_8$ l kalt gepreßtes Olivenöl,
1–2 Eßlöffel Zitronensaft,
Salz,
Pfeffer.

Knoblauchzehen schälen, pressen und mit Salz und den beiden Eigelben vermischen. Tropfenweise das Olivenöl hinzufügen und unterrühren, so daß eine sämige Soße entsteht. Mit Salz, Pfeffer und Zitronensaft abschmecken.

Wichtig: Alle Zutaten müssen zimmerwarm sein, sonst gerinnt die Soße.

Tip: Die Knoblauchsoße schmeckt hervorragend zu gekochtem oder gegrilltem Fisch und Geflügel und zu pikanten Gemüsegerichten mit Paprika und Auberginen, zum Beispiel zu Ratatouille (Rezept auf Seite 151). Auch auf ofenfrischem Baguette ein Gedicht!

Pasta, Reis & Gnocchi

Tagliatelle nere – schwarze Nudeln

Schwarze Oliven-Tagliatelle sind eine ganz besondere Köstlichkeit. Heute findet man sie in Restaurants nur noch selten. »Mamma« Viviana vom Ristorante »La Torre« in Cipressa ist eine der wenigen, die sie noch serviert. Sie hat mir ihr altes Familienrezept verraten.

Zutaten:
1 kg Mehl,
200 g Olivenpaste,
2–3 Eier (je nach Größe).

Alle Zutaten miteinander vermischen, einen geschmeidigen Teig daraus kneten. Ist der Teig nicht elastisch genug, noch ein Ei hinzufügen. Wichtig: Der Teig muß zwar geschmeidig, aber trocken sein. Ganz dünne Teigfladen ausrollen, auf dem Tisch ausbreiten und ca. $^1/_2$ Stunde trocknen lassen. Dann mit dem Messer oder mit der Nudelmaschine die Tagliatelle formen. In Salzwasser nur wenige Minuten kochen. Mit etwas geschmolzener Butter und frisch geriebenem Parmesan servieren.

Vivianas Tip: Da sich der Nudelteig ein paar Tage hält, können Sie bei Einladungen die Tagliatelle schon ein bis zwei Tage vorher zubereiten. Dann müssen Sie sie nur noch abkochen.

Tagliatelle verde – grüne Nudeln

Selbstgemachte Nudeln sind einfach unvergleichlich gut. Dieses Rezept für grüne Bandnudeln stammt von meiner Nachbarin Maria aus Canneto. Wenn Sie den Borretsch weglassen, haben Sie perfekte Tagliatelle zum Pesto.

Zutaten:
1 kg Mehl,
5 Eier,
1 gestrichener Teelöffel Salz,
ca. $^{1}/_{8}$ l kalt gepreßtes Olivenöl,
ca. 1–2 Handvoll Borretschblätter.

Borretschblätter ca. fünf Minuten ohne Salzzugabe kochen, abtropfen und abkühlen lassen. Gut ausdrücken, bis kein Wasser mehr austritt. Mehl auf ein Backbrett geben, in die Mitte eine Vertiefung drücken. Salz, Eier, Olivenöl und Borretsch hinzufügen. Von der Mitte her alles gut zu einem glatten Teig verkneten. Ist der Teig zu trocken, langsam etwas lauwarmes Wasser hinzufügen. Zu einer Kugel formen. Den Teig in Portionen aufteilen und papierdünn ausrollen. Mit dem Messer in fünf bis zehn Millimeter breite, lange Streifen schneiden (oder mit der Nudelmaschine formen). Tagliatelle auf einem flachen, leicht bemehlten Tuch – Maria benutzt lieber ein Tablett aus Pappe – locker auslegen und mit Mehl bestäuben. Die Nudeln leicht antrocknen lassen. In Salzwasser zwei bis drei Minuten kochen.

Marias Tip: Machen Sie immer größere Mengen Tagliatelle und frieren Sie die Hälfte ein. Die Tagliatelle nicht auftauen, einfach gefroren ins Kochwasser geben.

Spaghetti con aglio, olio e peperoncino –

Spaghetti mit Knoblauch, Öl und Pfefferschoten

Eins meiner Lieblingsessen: Macht kaum Arbeit, geht schnell und schmeckt toll! Mein Standard-Menü, wenn unerwartet Gäste ins Haus schneien – und stets ein absoluter Hit. Probieren Sie aus, wieviel Schärfe Sie vertragen – die Pfefferschoten sind manchmal unterschiedlich scharf. Wer's milder mag, entfernt die Kerne. Ganz sanfte Variante: Nur Knoblauch und Olivenöl – schmeckt auch!

Zutaten:
500 g Spaghetti,
1–2 frische oder getrocknete scharfe Peperoncini (Pfefferschoten),
4–6 Knoblauchzehen,
1 Bund glatte Petersilie,
$^1/_8$ l kalt gepreßtes Olivenöl,
Salz,
frisch gemahlener Pfeffer.

Das Olivenöl erhitzen. Die geschälten, in Scheiben geschnittenen Knoblauchzehen und den fein geschnittenen Peperoncino dazugeben und dünsten. Die Knoblauchscheibchen dürfen ruhig leicht hellbraun werden. Gehackte Petersilie hinzufügen. Auf die gekochten Spaghetti geben und alles mischen. Sofort servieren.

Tip: Sicher kennen Sie den Rat, ins Nudelwasser einen Schuß Öl zu geben, damit die Spaghetti nicht kleben. Geben Sie statt dessen auf die gekochten und abgetropften Spaghetti einen Schuß kalt gepreßtes Olivenöl – dann klebt auch nichts, und der Geschmack des Öls verbindet sich ideal mit der Soße.

Spaghetti al pomodoro –

Spaghetti mit Tomatensoße

Das folgende, klassische Rezept für einen Tomatensugo stammt aus einem hundert Jahre alten italienischen Kochbuch und wird heute noch genauso gekocht wie anno dazumal. Hier kommt's auf die Tomaten an – ansonsten ist die Soße im Handumdrehen fertig.

Zutaten:
500 g Spaghetti,
6 frische, vollreife Tomaten (am besten eignen sich die länglichen Sugo-Tomaten, auf keinen Fall aber holländische) oder 1 Dose geschälte Tomaten,
1 kleine Zwiebel,
2–4 Knoblauchzehen,
1 Lorbeerblatt,
$^{1}/_{2}$ Glas Olivenöl extra vergine,
etwas gekörnte Brühe (oder Brühwürfel),
1 kleines Bund Petersilie,
Salz,
Pfeffer.

Fein geschnittene Zwiebel und Knoblauchzehen in Öl andünsten, gehackte Petersilie hinzufügen. Tomaten mit heißem Wasser überbrühen, schälen (oder mit Schale verwenden), in Stücke schneiden und in die Pfanne geben, Lorbeerblatt und gekörnte Brühe (oder Brühwürfel) zugeben. Etwa 30 Minuten auf ganz kleiner Flamme langsam köcheln lassen, bis die Soße sämig ist. Lorbeerblatt entfernen. Mit Salz und Pfeffer abschmecken. Über die in Salzwasser gekochten Spaghetti geben und mit frisch geriebenem Parmesan servieren.

Risotto mit Basilikum

Dieses Rezept ist wieder mal ein Beweis dafür, daß es auch ohne Fleisch geht – und wie! Das nach frischem Olio extra vergine und zartem Basilikum duftende Reisgericht stammt aus dem Ristorante »Al Santuario« im ligurischen Dörfchen Montegrazie, das von drei sympathischen jungen Leuten geführt wird: Marco, Silvana und Roberto haben das Rezept selbst kreiert.

Zutaten:
350 g weißer Reis für Risotto (Arborio-Qualität),
5–6 Eßlöffel Olivenöl extra vergine,
1 l Fleischbrühe,
Salz,
2 Knoblauchzehen,
3 Bund frisches Basilikum,
frisch geriebener Parmesan (am besten Reggiano).

Das Olivenöl in einem großen Topf langsam erhitzen und den Reis darin anbraten. Nach und nach langsam die Fleischbrühe hinzufügen und den Reis unter ständigem Rühren aufquellen lassen. Auf kleiner Flamme ca. 20 Minuten garen, bis der Reis gar ist, aber noch Biß hat. Mit Salz abschmecken. Ganz zum Schluß den fein gehackten Knoblauch und das fein geschnittene Basilikum unterrühren. Mit frisch geriebenem Parmesan bestreuen.

Gnocchi

Manch einer, der Gnocchi einmal mit Pesto gegessen hat, schwört fortan darauf, denn die feinen Kartoffelklößchen und die grüne Soße sind wie füreinander geschaffen. Gnocchi schmecken aber auch mit Tomatensugo oder einer Käsesoße aus geschmolzenem Gorgonzola ganz hervorragend.

Zutaten:
1 kg mehlige Kartoffeln,
250–500 g Mehl,
Salz.

Die Kartoffeln schälen, in Salzwasser kochen. Noch heiß durch die Kartoffelpresse drücken. Etwas abkühlen lassen, dann Mehl und Salz untermischen und kräftig mit den Händen kneten, bis ein glatter Teig entsteht. Wenn er noch an den Händen klebt, Mehl hinzufügen, bis er ganz glatt ist (die Menge des Mehls hängt sehr von der Kartoffelsorte ab). Auf einem bemehlten Backbrett den Teig portionsweise zu fingerdicken Röllchen formen, dann ca. 2 cm lange Stücke abschneiden, jedes Stück leicht auf die Zinken einer Gabel drücken, so daß die Abdrücke zu sehen sind. In kochendem Salzwasser wenige Minuten ziehen lassen, bis die Gnocchi nach oben steigen. Mit dem Schaumlöffel herausnehmen, abtropfen lassen und sofort servieren.

Gemüsegerichte

Gedünstete Zucchini

Viele Leute halten Zucchini für ein langweiliges Gemüse – das sind sie aber keineswegs! Es kommt lediglich auf das »Gewußt wie« an, denn Zucchini haben keinen starken Eigengeschmack und werden erst durch die Art der Zubereitung zu einer Delikatesse.

Zutaten:
400 g junge, hellgrüne Zucchini,
4 Knoblauchzehen,
1 Sträußchen frische Pfefferminze,
1 Zitrone,
kalt gepreßtes Olivenöl,
Salz,
frisch gemahlener Pfeffer.

Die Zucchini in feine Scheiben schneiden und in Olivenöl andünsten. Die geschälten Knoblauchzehen pressen und hinzufügen, salzen und pfeffern. Zucchini auf kleinster Flamme gar dünsten, sie sollten aber noch »al dente«, also noch etwas knackig sein. Anschließend auf einer Platte anrichten, etwas abkühlen lassen. Die lauwarmen Zucchini mit Zitronensaft beträufeln, mit Minzeblättern reichlich garnieren und einen kleinen Schuß Öl darübergeben. Die Zucchini schmecken warm und kalt.

Frische gedünstete Pilze

Für dieses Rezept können Sie jede Art von Pilzen verwenden – Champignons, Pfifferlinge, Austernpilze oder Steinpilze. Das Olivenöl unterstreicht den köstlichen Eigengeschmack der Pilze, der Knoblauch gibt den besonderen Pfiff.

Zutaten:
500 g frische Pilze,
4–6 Knoblauchzehen,
1 Zitrone,
1 Sträußchen frische Pfefferminze,
kalt gepreßtes Olivenöl,
etwas Butter,
Salz,
Pfeffer.

Die Pilze gut putzen, aber nicht waschen. In feine Scheibchen schneiden. Olivenöl und Butter in einer Pfanne erhitzen, Pilze und Knoblauch hinzufügen und auf kleiner Flamme gar dünsten. Salzen und pfeffern. Die Pilze herausnehmen, in einer Schüssel anrichten, mit Zitronensaft beträufeln und mit Minzeblättern garnieren.

Mangold mit Knoblauch

Kennen Sie Mangold? Ich schätze ihn noch mehr als Spinat, weil er kräftiger im Geschmack ist. In Italien gehört er zu vielen Rezepten, er paßt als Füllung zu Ravioli genauso gut wie gehackt in die Minestra. Das folgende Rezept bringt seinen Geschmack besonders gut zur Geltung.

Zutaten:
1 kg Mangold,
6 Knoblauchzehen,
kalt gepreßtes Olivenöl,
1 Zitrone,
frisch geriebener Parmesankäse,
Salz,
Pfeffer.

Mangold putzen, waschen und in grobe Stücke schneiden, auch die Stiele verwenden. In Salzwasser garen, gut abtropfen lassen. In einem Topf die geschälten, in feine Scheiben geschnittenen Knoblauchzehen in Olivenöl andünsten. Mangold dazugeben und kurz mitdünsten. Lauwarm in eine Schüssel geben, mit Zitronensaft beträufeln, einen kleinen Schuß Öl darübergeben. Anschließend mit geriebenem Parmesan bestreuen und sofort servieren.

Bunte Minestrone

Eine leckere Gemüsesuppe, ganz ohne Fleisch gekocht und doch kräftig im Geschmack: Das macht das kalt gepreßte Olivenöl! Variieren Sie die Minestrone nach Ihrem Gusto und entsprechend der Saison. Wie sagt meine italienische Nachbarin immer: »Hinein kommt alles, was da ist!« So schmeckt die Suppe jedesmal anders – aber immer gut.

Zutaten:
1 Stange Stangensellerie,
1 große Gemüsezwiebel,
4 Möhren, 1 Bund Mangold, 2 Zucchini,
1–2 Stangen Porree,
2 frische Tomaten,
200 g grüne Bohnen,
8 Knoblauchzehen,
1 Bund Borretsch,
1 Bund Petersilie,
2 Lorbeerblätter,
Kräuter wie Rosmarin, Thymian, Majoran nach Belieben,
kalt gepreßtes Olivenöl,
Salz, Pfeffer.

Gemüse putzen, waschen, in grobe Stücke bzw. Scheiben schneiden. Olivenöl in einem Topf erhitzen, Knoblauchzehen, Zwiebel, Stangensellerie und Mangold hinzufügen. Kurz andünsten, dann das restliche Gemüse, die Kräuter und die Lorbeerblätter zufügen. Mit Fleisch- oder Gemüsebrühe (Instant) auffüllen und bei geringer Hitze ca. 20 Minuten kochen. Gehackte Borretschblätter hinzufügen, noch mal zehn Minuten kochen. Mit gehackter Petersilie bestreuen.
Sehr zu empfehlen: Wenn Sie noch einen Rest Pesto haben, geben Sie ihn einfach in die heiße Suppe, sonst einen kleinen Schuß Öl hinzufügen. Die Minestrone schmeckt am besten mit frisch geriebenem Parmesankäse bestreut.

Knoblauch-Kartoffeln mit Rosmarin

Die einfachste Sache der Welt – und doch so delikat! Die Kartoffel wurde lange unterschätzt und nur als Beigabe akzeptiert. Dieses Rezept aber stellt sie in den Mittelpunkt – vollkommen zu Recht!

Zutaten:
500 g neue, kleine Kartoffeln,
1 Bund Rosmarin,
6 Knoblauchzehen,
kalt gepreßtes Olivenöl,
Salz,
Pfeffer.

Kartoffeln schälen und ganz lassen. Olivenöl in einer Pfanne erhitzen, Kartoffeln hinzufügen und bei kleinster Flamme langsam braten. Wenn sie beginnen, braun zu werden, die geschälten Knoblauchzehen durchpressen und auf die Kartoffeln geben. Erst beim nächsten Wenden unterrühren. Kartoffeln kräftig braun braten, bis sie gar sind, dann erst salzen und pfeffern. Kurz vor Schluß die abgezupften Rosmarinblätter hinzufügen und noch etwas mitgaren lassen.

Ratatouille

Dieser französische Gemüsetopf ist ein herrliches Sommeressen, und an heißen Tagen wird er vorzugsweise kalt serviert. Ein Tip meiner Freundin Anne Marie aus Nizza: Essig macht das Ganze noch pikanter und wirkt konservierend. Dadurch hält sich das Ratatouille im Kühlschrank ein paar Tage.

Zutaten:
1–2 Gemüsezwiebeln,
6 Knoblauchzehen,
1 Aubergine,
2 Paprika (rot und gelb),
4 Zucchini,
1 Stange Bleichsellerie,
2–3 kleine Gurken,
4 vollreife Tomaten,
1 Lorbeerblatt,
Rosmarin,
Thymian,
Salbei,
Salz,
Pfeffer,
$^1/_8$ l kalt gepreßtes Olivenöl,
Weißweinessig,
eingelegte Oliven.

Gemüse putzen, waschen und alles in grobe Stücke schneiden. Zwiebel und Knoblauch in Olivenöl andünsten. Aubergine hinzufügen, anbraten, mit Essig ablöschen. Bleichsellerie kurz mitdünsten lassen, dann das übrige Gemüse zugeben, zum Schluß die Tomaten. Lorbeerblatt und Kräuter hinzufügen. Ca. 30 Minuten dünsten. Mit Salz und Pfeffer abschmecken und die abgetropften Oliven dazugeben. Lorbeerblatt und Kräuterbüschel entfernen.

Fleischgerichte

Hähnchen in Zitronensoße

Helles Fleisch gehört traditionell zur mediterranen Küche: Zartes Hähnchenbrustfilet in einer sahnigen Zitronensoße, dazu knackiges Weißbrot, ein bunter Salat vorneweg – was will der Mensch mehr! Das geschmackliche Geheimnis ist das Olivenöl-Butter-Gemisch.

Zutaten:
500 g Hähnchenbrustfilet im Ganzen
(möglichst von gesund ernährten und frei laufenden Hühnern, die sind nicht zäh und schmecken einfach besser),
1 kleine Zwiebel,
2 Eigelbe,
2 Becher frische Sahne,
Hühnerbrühe,
5 Eßlöffel Olivenöl extra vergine,
2 Eßlöffel Butter,
1 unbehandelte Zitrone,
Salz,
Pfeffer.

Hähnchenbrustfilets zehn Minuten in Hühnerbrühe (kann auch Instantbrühe sein) garziehen lassen. Zwiebel kleinschneiden, in Olivenöl und Butter andünsten. Mit der Sahne ablöschen. Abgeriebene Schale einer Zitrone zugeben. Auf die Hälfte einkochen lassen, bis die Soße sämig ist. Zitrone auspressen, den Zitronensaft hinzufügen. Mit 2 Eigelben legieren, salzen und pfeffern. Das Hähnchenbrustfilet in Scheiben schneiden und die Zitronensoße darübergeben.

Tonno di coniglio –

Mariniertes Kaninchen

Durch das Einlegen in Olivenöl wird das Kaninchenfleisch ganz zart und weich – eben wie »Tonno«, also Thunfisch. Hier das Originalrezept der Familie Rigardo von der »Osteria al Vecchio Forno« in Piani.

Zutaten:
1 junges Kaninchen,
1 $^1/_2$ l Wasser,
1 Glas Weißwein,
Rosmarin,
1 Lorbeerblatt,
Salbei,
1 Knoblauchzehe,
Salz.

Zutaten für die Marinade:
$^1/_2$ l Olivenöl extra vergine,
Thymian,
1 Knoblauchzehe,
Salz,
Pfeffer.

Das Wasser mit Wein, Knoblauch und Kräutern aufkochen, Kaninchen hineingeben, auf kleiner Flamme etwa $^1/_2$ Stunde sanft garen. Das Kaninchen gut abtropfen und trocknen lassen. Das Fleisch von den Knochen lösen und in kleinere Stücke zerlegen. Etwas Öl in eine Schüssel gießen. Kaninchenstücke hineinlegen, salzen und pfeffern, Thymian und hauchdünn geschnittene Knoblauchscheiben hinzufügen. Mit dem restlichen Öl übergießen. Zum Schluß muß alles gut mit Öl bedeckt sein. Über Nacht gut durchziehen lassen. Die Kaninchenstücke auf knackigen Salatblättern anrichten, mit etwas Marinade beträufeln, pfeffern und noch einen kleinen Schuß frisches Öl darübergeben.

Fischgerichte

Fisch im Kartoffelbett

Ein zarter, frischer Fisch mit Kräutern in Weißwein gegart und von krossen Kartoffelscheiben umgeben, die nach Knoblauch duften: Eine weitere Bereicherung für die heimische Küche. Das Rezept stammt von meinem italienischen Fischhändler Massimo aus Imperia.

Zutaten:
1 frischer, ganzer Mittelmeerfisch (oder 1 bis 2 Lachsforellen),
500 g Kartoffeln,
4 Knoblauchzehen,
6 Lorbeerblätter,
1 Zitrone,
1 Petersiliensträußchen,
1 Zweig Rosmarin,
Salz,
Pfeffer,
Olivenöl extra vergine,
trockener Weißwein.

Den ausgenommenen Fisch waschen und abtrocknen, innen salzen und pfeffern und mit einem Lorbeerblatt, Petersilie, Rosmarin, Zitronenachteln und einer kleingeschnittenen Knoblauchzehe füllen. Kartoffeln schälen, in dünne, feine Scheiben schneiden, auf ein mit Olivenöl gefettetes Backblech legen, salzen und pfeffern. Den restlichen Knoblauch in feine Scheibchen schneiden und untermischen. Fünf Lorbeerblätter zerdrücken und auf den Kartoffeln verteilen. Den Fisch auf die Kartoffeln legen, alles mit Olivenöl beträufeln. In den vorgeheizten Backofen schieben, nach ca. zehn Minuten Weißwein über Fisch und Kartoffeln geben, nach einer Weile eventuell etwas Wein nachgießen. Ca. 45 Minuten bei mittlerer Hitze garen.

Tintenfisch-Salat aus Kalabrien

Giuseppe aus Pontedassio ist Hobbykoch, und wenn er sich für seine Familie und Freunde an den Herd stellt, darf man auf ein kulinarisches Ereignis hoffen. Dieses Rezept hat er aus seiner Heimatstadt Scalea in Kalabrien mitgebracht. Er nimmt für den Salat natürlich frischen Tintenfisch, aber tiefgekühlter tut's zur Not auch.

Zutaten:
500 g (1) tiefgekühlter Tintenfisch,
ca. $^{1}/_{8}$ l kalt gepreßtes Olivenöl,
1–2 Zitronen,
2 Bund glatte Petersilie,
2 Knoblauchzehen,
Salz,
Pfeffer.

Den geputzten Tintenfisch (tiefgekühlt ist er meistens schon kochfertig vorbereitet) in kochendes Salzwasser geben, ca. 30 Minuten sanft garen, bis er weich ist. Das Wasser abgießen, Tintenfisch gut abtropfen und erkalten lassen. Anschließend in feine Stücke schneiden. Aus Olivenöl, dem Saft der Zitrone, fein gehackter Petersilie, Salz und Pfeffer eine Marinade bereiten und über den Tintenfisch geben. Anderthalb bis zwei Stunden gut durchziehen lassen. Vor dem Servieren noch einmal abschmecken, eventuell nachsalzen und noch etwas Zitronensaft hinzufügen.

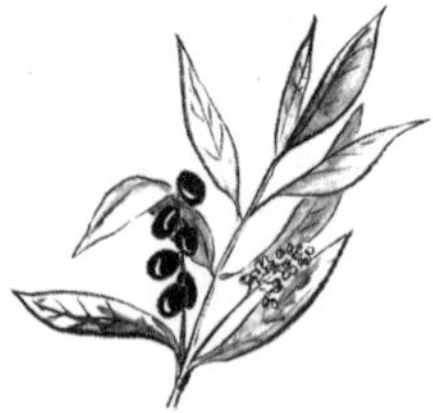

Nützliche Adressen

Informationen über Olivenöl:

Informationsgemeinschaft
Olivenöl
Trappentreustr. 1
80339 München
Tel. 089/ 540 183-0
Fax: 089/ 540 183-50

Eurosciences
Hill & Knowlton
Schwedlerstr. 6
60314 Frankfurt
Tel. 069/ 973 62 18
Fax: 069/ 730 866

Italienische Ölmühlen:

Ardoino L'Oliandolo
Via Torino 156
18027 Pontedassio
Tel. 0039/ 0183/ 798 230

Casa Olearia Taggiasca
Reg. Prati e Pescine
18011 Arma di Taggia
Tel. 0039/ 0184/ 486 044

Frantoio Benza
Via Dolcedo
18100 Imperia
Tel. 0039/ 0183/ 280 132

Erwähnte italienische Restaurants:

La Torre
Piazza Mazzini 2
18010 Cipressa
Tel. 0039/ 0183/ 980 00
oder 982 57

Osteria al Vecchio Forno
Piazza della Chiesa
18100 Piani (Imperia)
Tel. 0039/ 0183/ 780 269

Ristorante al Santuario
18100 Montegrazie (Imperia)
Tel. 0039/ 0183/ 691 92

Weiterführende Literatur

Rotraud Degner:
Olivenöl.
Ein Guide für Feinschmecker.
Heyne Verlag, 44,– DM.

Manfred Köhnlecher:
Lebenskraft durch Knoblauch-Therapie.
Heyne Verlag, 12,90 DM.

Margaret Minker:
Naturheilkunde.
Das Handbuch für Frauen.
dtv, 26,90 DM.

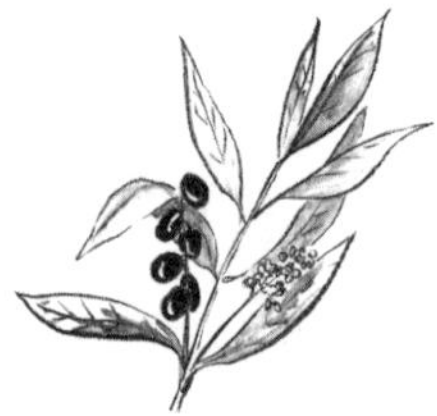

Register

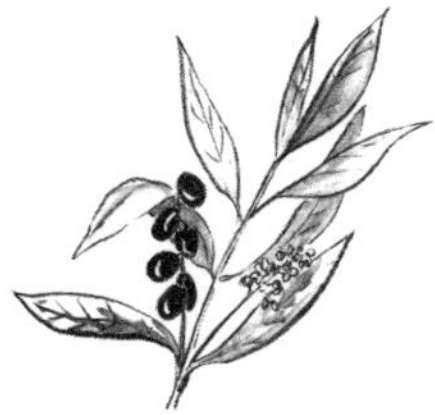

Rezeptverzeichnis